DR. DOROTHEA LEINUNG

NEUSTART FÜR DIE SCHILDDRÜSE

FÜR MEINEN MANN MARTIN
UND UNSERE KLEINEN UND GROSSEN MÄUSE:
PAULA, LOTTE, EVA UND LEANDRA

Bibliografische Information der Deutschen Nationalbibliothek
Die Deutsche Nationalbibliothek verzeichnet diese Publikation in der Deutschen Nationalbibliografie. Detaillierte bibliografische Daten sind im Internet über https://dnb.de abrufbar.

Für Fragen und Anregungen
info@m-vg.de

Wichtige Hinweise
Dieses Buch ist für Lernzwecke gedacht. Es stellt keinen Ersatz für eine individuelle medizinische Beratung dar und sollte auch nicht als solcher benutzt werden. Wenn Sie medizinischen Rat einholen wollen, konsultieren Sie bitte einen qualifizierten Arzt oder eine qualifizierte Ärztin. Der Verlag und die Autorin haften für keine nachteiligen Auswirkungen, die in einem direkten oder indirekten Zusammenhang mit den Informationen stehen, die in diesem Buch enthalten sind.

Originalausgabe
2. Auflage 2025

Türkenstraße 89
80799 München
Tel.: 089 651285-0

Redaktion: Ulrike Reinen
Umschlaggestaltung: Maria Verdorfer
Umschlagabbildung: AdobeStock/darknightsky
Layout und Satz: Andreas Linnemann
Druck: Florjancic Tisk d.o.o., Slowenien
Printed in the EU

ISBN Print 978-3-7423-2771-0
ISBN E-Book (EPUB, Mobi) 978-3-7453-2552-2

Wir produzieren nachhaltig
www.m-vg.de

Weitere Informationen zum Verlag finden Sie unter
www.rivaverlag.de
Beachten Sie auch unsere weiteren Verlage unter www.m-vg.de

DR. DOROTHEA LEINUNG

NEUSTART FÜR DIE SCHILDDRÜSE

HOL DIR DEINE POWER ZURÜCK

In 5 Schritten den Hormonhaushalt regulieren, Entzündungen lindern und Erkrankungen entgegenwirken

riva

INHALT

SCHÖN, DASS DU DA BIST!

Seit über 20 Jahren begleite ich als Ärztin Menschen, die mit den Herausforderungen einer Schilddrüsenunterfunktion oder Hashimoto zu kämpfen haben. Ich habe in dieser Zeit unzählige Patient*innen kennengelernt, die nicht gut behandelt worden sind – nicht, weil sie keine Hilfe suchten, sondern weil ihnen oft nur Tabletten verschrieben wurden, ohne dass man sich die Zeit nahm, sie wirklich ganzheitlich zu betrachten. Dabei habe ich immer wieder gesehen, dass diese rein symptomorientierte Herangehensweise oft keine nachhaltige Verbesserung bringt.

Für mich war es ein persönliches Anliegen, dies zu ändern. Durch meine Arbeit als Ärztin und ganzheitliche Schilddrüsenmentorin durfte ich erleben, welche transformativen Veränderungen möglich sind, wenn wir nicht nur die körperlichen Symptome allein sehen, sondern den Menschen als Ganzes betrachten. Ich habe beobachten dürfen, wie sich durch gezielte Therapien, angepasst an den Lebensstil, die Ernährung und die emotionale Gesundheit, nicht nur die Symptome bessern, sondern es sogar zu Remissionen kommen kann. Ja, es ist möglich, dass sich zerstörtes Schilddrüsengewebe wieder regeneriert – ein Umstand, den die klassische Schulmedizin noch immer leugnet.

Dieses Thema begleitet mich seit meiner Kindheit. Mein Vater war Arzt und ein anerkannter Schilddrüsenspezialist, der mir früh ein tiefes Verständnis für die Bedeutung dieses kleinen Organs vermittelte. Zugleich war meine Schwester selbst von einer Schilddrüsenunterfunktion betroffen, und ich habe hautnah miterlebt, wie sehr eine Schilddrüsenerkrankung das Leben prägen kann – und wie wichtig es ist, individuell passende Lösungen zu finden.

Mit diesem Buch möchte ich meine Erfahrungen und mein Wissen weitergeben. Es ist mein Ziel, Betroffenen eine Art Kompass zu vermitteln. Du erhältst einen Leitfaden, der dir nicht nur hilft, deine Schilddrüse besser zu verstehen, sondern der auch Mut macht und praktische Wege aufzeigt, wie du selbst aktiv werden kannst.

Wenn du weitere Möglichkeiten suchst, dein Wohlbefinden zurückzugewinnen, bist du nicht allein: Über 80000 Menschen sind schon Teil von HashiMotion®, einem auf individuelle Bedürfnisse abgestimmten Programm für Hashimoto-Betroffene. Weitere Infos findest du im Anhang. Komm gern dazu und triff inspirierende Gleichgesinnte, die wie du mehr von der Medizin erwarten.

Ich hoffe, dieses Buch kann dir Orientierung geben, neue Perspektiven eröffnen und ein Wegweiser auf deinem persönlichen Gesundheitsweg sein.

Herzlichst
Dr. Dorothea Leinung

WILLKOMMEN ZU DEINEM SCHILDDRÜSEN-RESET!

Hast du dich schon einmal gefragt, warum du trotz gesunder Ernährung, ausreichend Schlaf und vielleicht sogar der Einnahme von Schilddrüsenmedikamenten ständig erschöpft bist, mit deinem Gewicht kämpfst oder dich einfach nicht wohl in deiner Haut fühlst? Wenn du die Diagnose Schilddrüsenunterfunktion oder Hashimoto erhalten hast – oder den Verdacht hegst, dass deine Schilddrüse aus dem Gleichgewicht geraten ist –, dann bist du hier genau richtig. Dieses Buch ist dein Schlüssel zu einem neuen Verständnis und einer besseren Kontrolle über deine Gesundheit.

Die Schilddrüse ist ein kleines Organ – und doch hat sie eine gigantische Wirkung auf deinen Körper. Sie beeinflusst deinen Stoffwechsel, deine Energie, deine Stimmung und sogar deine Fähigkeit, klar zu denken. In diesem Buch wirst du die faszinierende Welt der Schilddrüse kennenlernen, ihre Anatomie und Funktion verstehen sowie begreifen, warum dieses kleine Organ oft der Dreh- und Angelpunkt für deine Gesundheit ist.

Wir starten mit den Grundlagen: Was genau macht die Schilddrüse, wie funktioniert sie, und welche Bedeutung haben ihre Hormone für deinen Körper? Anschließend widmen wir uns den häufigsten Erkrankungen, allen voran der Schilddrüsenunterfunktion und Hashimoto, einer Autoimmunerkrankung, welche die Schilddrüse angreift und mehr Menschen betrifft als die Volkskrankheit Diabetes Typ 2. Du erfährst, wie sich diese Erkrankungen äußern, welche Faktoren sie auslösen können und warum sie oft so schwer zu diagnostizieren sind.

Die Diagnostik ist ein weiteres wichtiges Thema dieses Buches. Du erfährst, welche Blutwerte aussagekräftig sind – weit über den oft allein betrachteten TSH-Wert hinaus. Du lernst, deine Laborergebnisse zu verstehen und richtig zu interpretieren und warum Werte wie fT3, fT4 und Antikörper unverzichtbar sind, um das große Ganze zu sehen. Ich zeige dir, wie eine ganzheitliche Diagnostik aussieht, die nicht nur Symptome, sondern auch Ursachen berücksichtigt.

Doch es bleibt nicht bei der Theorie. Dieses Buch ist dein praktischer Begleiter. Es gibt dir Werkzeuge an die Hand, um aktiv etwas für deine Gesundheit zu tun. Wir schauen uns verschiedene therapeutische Ansätze an: von der klassischen Medikamenteneinstellung über die Möglichkeiten der natürlichen Schilddrüsenhormone bis hin zu ergänzenden Therapien wie Ernährung, Nahrungsergänzungsmittel und Lebensstiländerungen.

Ein besonderer Schwerpunkt liegt auf den ganzheitlichen Aspekten – gerade bei Hashimoto. Wie kannst du Entzündungen im Körper reduzieren? Welche Rolle spielen deine Ernährung und Nährstoffe wie Selen, Zink, Eisen und Vitamin D? Wie beeinflusst Stress deine Schilddrüse, und was kannst du tun, um ihn besser zu managen? Du wirst staunen, welche Zusammenhänge es gibt und wie kleine Veränderungen in deinem Alltag Großes bewirken können.

Und das Beste: Dieses Buch ist so geschrieben, dass du Erkenntnisse direkt umsetzen kannst. Du bekommst konkrete Handlungsempfehlungen, praxistaugliche Tipps und spannende Einsichten, die dir dabei helfen, wieder mehr Energie, Lebensfreude und Wohlbefinden zu erhalten. Es geht nicht nur darum, Symptome zu lindern – es geht darum, die Ursachen zu verstehen und anzugehen.

Freue dich auf ein umfassendes, ganzheitliches Konzept, das dich Schritt für Schritt zu mehr Balance führt. Du bist nicht allein auf diesem Weg – dieses Buch ist dein persönlicher Kompass, der dir den Weg zu einem gesünderen und glücklicheren Leben weist.

Dein Reset beginnt genau hier. Mach dich bereit, deinen Körper, deine Schilddrüse und dich selbst besser zu verstehen – und endlich die Lebensqualität zurückzugewinnen, die du verdienst. Bist du dabei? Dann lass uns starten!

1

WUNDERWERK

SCHILDDRÜSE

ANATOMIE UND FUNKTION

Die Schilddrüse beginnt ihre Reise schon früh – sie entwickelt sich bereits in den ersten Wochen der Embryonalzeit. Als winziger Zellhaufen wandert die spätere Schilddrüse während der Schwangerschaft vom Zungenbereich an ihren endgültigen Platz am Hals. Dort befindet sie sich direkt unterhalb des Kehlkopfes und hat im ausgebildeten Zustand etwa die Größe und Form einer Walnuss.

Sie besteht aus zwei schmetterlingsflügelförmigen Lappen, die durch eine kleine Brücke miteinander verbunden sind, die auch als Isthmus bezeichnet wird. Das mittlere Gesamtvolumen der Schilddrüse beträgt bei Frauen etwa 18 Milliliter, bei Männern bis zu 25 Milliliter.

Auf der Rückseite der Schilddrüse sitzen die Nebenschilddrüsen. Diese haben eine ganz eigene, aber ebenso wichtige Funktion: Sie regulieren über das Parathormon den Kalziumhaushalt des Körpers und spielen damit beispielsweise eine zentrale Rolle für unsere Knochen und Nerven.

Die Schilddrüse ist ein echter Multitasker. Ihre Hauptaufgabe ist die Produktion von Hormonen, die den gesamten Stoffwechsel anregen. Ob Herzfrequenz, Körpertemperatur, Energielevel, Haarwachstum, Körpergewicht oder die geistige Leistungsfähigkeit – die Schilddrüsenhormone beeinflussen jeden Bereich unseres Körpers. Entsprechend vielfältig und bunt sind die Symptome, wenn die Schilddrüsenhormone aus dem Gleichgewicht geraten.

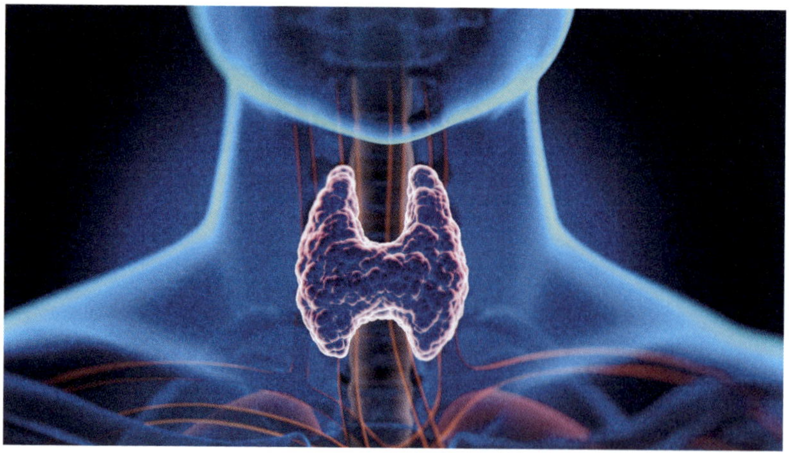

Die Schilddrüse ist ein kleines Organ mit einer großen (Aus-) Wirkung.

DIE SCHILDDRÜSENHORMONE

Die Schilddrüsenhormone umfassen in der Hauptsache die beiden Hormone Tetrajodthyronin (T4, auch Thyroxin genannt) und Trijodthyronin (T3). Daneben werden in der Schilddrüse noch das Mono- und das Dijodthyronin gebildet, die medizinisch jedoch von untergeordneter Bedeutung sind. Alle Schilddrüsenhormone enthalten Jod, wobei das T4 vier und das T3 entsprechend drei Jodatome besitzt (die griechischen Zahlen *tetra* und *tri* stehen für die 4 und die 3). Ohne Jod können also keine Schilddrüsenhormone entstehen.

Die Produktion der Schilddrüsenhormone T3 (Trijodthyronin) und T4 (Thyroxin) ist äußerst komplex. Die Hormone werden in einem mehrstufigen Prozess in den Follikelzellen der Schilddrüse produziert und gespeichert. Dieser Prozess beginnt mit der Aufnahme von Jodid, das aus dem Blut über einen speziellen Transportmechanismus, den Natrium-Iodid-Symporter (NIS), in die Schilddrüsenzellen gelangt. In den Zellen wird das Jodid durch das Enzym Thyreoperoxidase (TPO) oxidiert, wodurch es in eine aktive Form umgewandelt wird, die für die Hormonproduktion notwendig ist.

Parallel dazu wird das Protein Thyreoglobulin, das reich an Tyrosinresten ist, in den Schilddrüsenzellen produziert und in den zentralen Hohlraum der Follikel, das sogenannte Follikellumen, abgesondert. Im Follikellumen bindet das aktivierte Jod an die Tyrosinreste des Thyreoglobulins. Dabei entstehen zunächst die Zwischenprodukte Monoiodtyrosin (MIT) und Diiodtyrosin (DIT). Diese werden durch enzymatische Kopplung zu den Schilddrüsenhormonen synthetisiert: Ein MIT-Molekül und ein DIT-Molekül verbinden sich zu T3, während zwei DIT-Moleküle T4 bilden.

Die fertig gebildeten Hormone werden als Kolloid gespeichert. Dieses Kolloid stellt eine Reserve dar, aus der die Schilddrüse bei Bedarf Hormone freisetzen kann. Wenn der Körper Hormone benötigt, signalisiert die Hypophyse der Schilddrüse durch die Freisetzung Thyreoidea-stimulierender Hormone (TSH), das Kolloid aufzunehmen. Die Schilddrüsenzellen nehmen das Kolloid durch Endozytose (Aufnahme von zellfremdem Material) auf, und lysosomale Enzyme spalten die Hormone T3 und T4 vom Thyreoglobulin ab.

Die Tatsache, dass die Schilddrüse in dieser Art ihre Hormone im Organ speichert, erklärt die Überfunktionssymptome, die bei einer Schilddrüsenzerstörung im Rahmen von Hashimoto auftreten können. Denn dann werden die kolloidhaltigen Kammern plötzlich eröffnet, und das Schilddrüsenhormon strömt schwallartig in die Blutbahn.

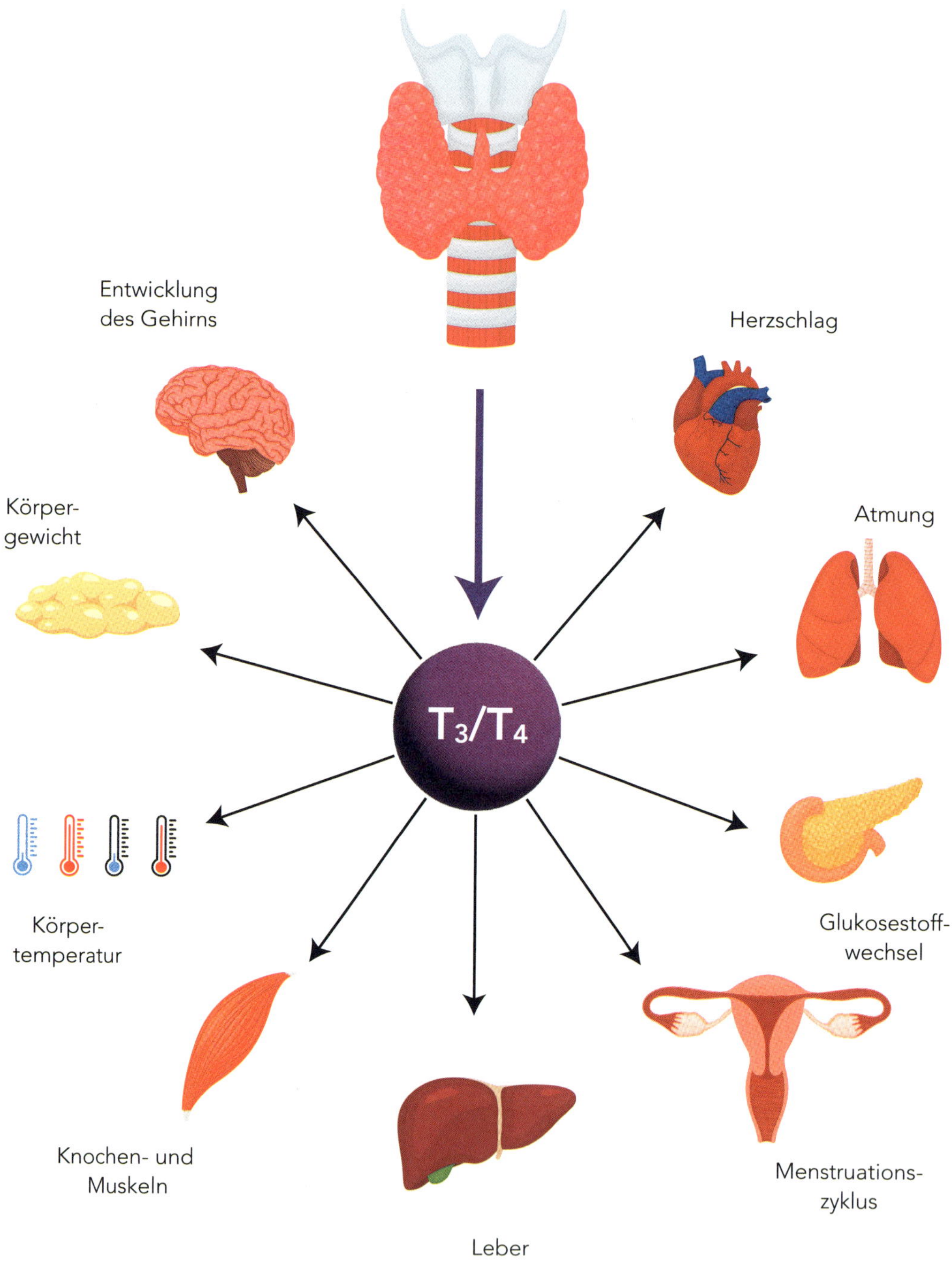

Schilddrüsenhormone wirken sich auf die Funktion aller Organe aus.

T4 hat eine deutlich längere Halbwertszeit von etwa sieben Tagen im Vergleich zu T3 mit nur knapp einem Tag. Allerdings ist T4 biologisch weniger aktiv, während T3 eine deutlich stärkere Wirkung auf die Zielorgane entfaltet. T4 fungiert im Körper daher eher als eine Art Depot, aus dem bei Bedarf das aktive T3 gebildet wird. Eine gesunde Schilddrüse produziert täglich etwa 80 bis 100 Mikrogramm T4 und 10 bis 50 Mikrogramm T3.

Nach der Produktion gibt die Schilddrüse die Hormone ins Blut ab. Dort sind die meisten T3- und T4-Moleküle an Transportproteine gebunden, sogenannte thyroxinbindende Proteine, die sie zu den Zielorganen transportieren. Nur ein kleiner Anteil liegt in ungebundener Form vor – als freies T3 (fT3) und freies T4 (fT4). Lediglich diese freien Hormone können in die Körperzellen aufgenommen werden, wo sie die Stoffwechselaktivität regulieren.

Im Körper wird T4 bei Bedarf durch Abspaltung eines Jodatoms in das aktivere T3 umgewandelt. Die Abspaltung übernehmen spezialisierte Enzyme, die sogenannten Dejodasen. Deshalb wird T4 oft als »Speicherform« und T3 als »Arbeitsform« der Schilddrüsenhormone bezeichnet. Die Umwandlung von T4 in T3 erfolgt vor allem in der Leber, den Nieren, Muskeln und auch im Darm.

Es gibt drei Haupttypen von Dejodasen, die jeweils unterschiedliche Funktionen haben. Dejodase Typ 1 (D1) ist hauptsächlich in der Leber und den Nieren aktiv. Sie wandelt T4 in T3 um, das dann in den Blutkreislauf abgegeben wird, um die Zielzellen im gesamten Körper zu erreichen. Dejodase Typ 2 (D2) hingegen arbeitet in bestimmten Geweben wie dem Gehirn, der Skelettmuskulatur, der Hypophyse und dem braunen Fettgewebe. Sie stellt sicher, dass diese Gewebe unabhängig von der T3-Konzentration im Blut direkt mit aktivem T3 versorgt werden. Dejodase Typ 3 (D3) sorgt schließlich dafür, dass T4 in reverses T3 (rT3) umgewandelt wird. D3 spielt eine wichtige Rolle, um eine Überstimulation der Zellen durch überschüssige Hormone zu verhindern.

Reverses T3

rT3 (reverses T3) ist eine inaktive Form des Schilddrüsenhormons Trijodthyronin (T3), das keine stoffwechselanregende Wirkung entfaltet. Im Gegensatz zu aktivem T3, das zahlreiche Prozesse wie den Energiestoffwechsel, die Temperaturregulation und die Zellfunktion steuert, wirkt rT3 als eine Art »Bremse« im Stoffwechselgeschehen. Es ist ein wesentlicher Bestandteil des komplexen hormonellen Gleichgewichts, das den Körper in verschiedenen Lebenssituationen schützt und reguliert.

Damit aus T4 das inaktive rT3 entsteht, wird das Jodatom an einer anderen Position abgespalten, als es der Fall ist, wenn aus T4 das hormonaktive T3 gebildet werden soll. Dieser Vorgang wird durch bestimmte Bedingungen begünstigt, darunter:

- **Stress:** Körperlicher oder psychischer Stress fördert die Umwandlung in rT3 als Schutzmechanismus.
- **Erkrankungen:** Schwerwiegende Krankheiten wie Infektionen, chronische Entzündungen oder Leber- und Nierenerkrankungen können die rT3-Produktion erhöhen.
- **Kalorienmangel:** Ein drastischer Energiemangel, wie er bei strengen Diäten oder Essstörungen vorkommt, führt ebenfalls zu einem Anstieg von rT3.
- **Hormonelle Einflüsse:** Ungleichgewichte in anderen Hormonsystemen, wie eine Cortisol-Überproduktion bei chronischem Stress, spielen ebenfalls eine Rolle.

rT3 hat keine direkte biologische Aktivität, wie sie von T3 bekannt ist. Stattdessen blockiert es die Rezeptoren, an die T3 normalerweise bindet, und verhindert so, dass sich T3 entfalten kann. Dies wirkt wie eine Art natürlicher Dämpfungsmechanismus im Stoffwechsel. Der Körper nutzt diesen Mechanismus, um Energie zu sparen oder sinnvoll zu rationieren, wenn Ressourcen knapp sind oder Heilungsprozesse Vorrang haben. Ein Beispiel für eine solche Situation ist eine akute Belastung: In stressreichen Phasen oder bei Erkrankungen wird der Stoffwechsel verlangsamt, um Energie für lebenswichtige Prozesse bereitzustellen. Als Schutz vor Überlastung verhindert rT3, dass der Körper in einer Krise überschießend reagiert und wertvolle Energiereserven erschöpft.

Kurz gesagt, rT3 ist eine Art Notbremse, die sicherstellt, dass der Körper effizient mit seinen Ressourcen haushaltet.

Liegt ein erhöhter rT3-Wert vor, ist das ein Zeichen dafür, dass der Körper auf eine Stresssituation oder Mangelerscheinungen reagiert. In akuten Fällen, wie bei Infektionen oder Traumata, ist das eine normale und vorübergehende Anpassung, die sich in der Regel von selbst wieder reguliert. Problematisch wird es jedoch, wenn der rT3-Wert dauerhaft erhöht ist, da dies zu Symptomen führt, die einer Schilddrüsenunterfunktion ähneln. Dazu gehören chronische Müdigkeit und Erschöpfung, Konzentrationsprobleme, *Brain Fog* (»Gehirnnebel«), Gewichtszunahme trotz unveränderter Ernährung, Kälteempfindlichkeit oder auch eine niedrige Herzfrequenz, die wiederum zu allgemeiner Trägheit führt. Ein dauerhaft erhöhter rT3-Wert kann auf eine spezielle Art der Konversionsstörung hinweisen, bei welcher der Körper zu viel T4 in rT3 statt in das aktive T3 umwandelt. Ursachen können auch hier lang anhaltender Stress, suboptimale Ernährung oder unbehandelte Begleiterkrankungen sein.

Die Behandlung eines erhöhten rT3-Werts richtet sich nach der Ursache. Ein optimiertes Stressmanagement, eine ausgewogene, nährstoffreiche Ernährung mit ausreichendem Selen, Zink und Eisen sowie die gezielte Behandlung chronischer Entzündungen, Infektionen oder anderer zugrunde liegender Erkrankungen helfen, einen erhöhten rT3-Wert zu senken.

Merke: rT3 ist ein wichtiger Regulator, der den Stoffwechsel in Krisensituationen anpasst, um den Körper zu schützen. Während kurzfristige Erhöhungen von rT3 normal und nützlich sind, können langfristig erhöhte Werte zu Symptomen führen, die einer Schilddrüsenunterfunktion ähneln. Die genaue medizinische Analyse und therapeutische Behandlung sind entscheidend, um die Ursachen zu identifizieren und gezielt zu beheben.

Umwandlungsstörung

Die Dejodasen sind Enzyme, die essenziell für die Umwandlung des Schilddrüsenhormons T4 in die aktive Form T3 sind. Ihre Funktion ist entscheidend für den Stoffwechsel und die Hormonbalance im Körper. Eine Funktionsstörung dieser Enzyme kann erhebliche Auswirkungen haben, da sie die Verfügbarkeit von T3 verringert, obwohl ausreichende Mengen an T4 vorhanden sind. Die Ursachen für eine solche Störung sind vielfältig und reichen von Nährstoffmängeln über hormonelle Disbalancen bis hin zu Umwelt- und Lebensstilfaktoren.

Ein häufiger Grund für die Beeinträchtigung der Dejodasen ist ein Selenmangel. Selen ist ein wichtiger Cofaktor dieser Enzyme, ohne den sie ihre Arbeit nicht effizient verrichten können. Dieser Mangel tritt besonders bei Schilddrüsenerkrankungen wie Hashimoto auf, da chronische Entzündungen den Selenbedarf des Körpers erhöhen. Auch ein Mangel an anderen Nährstoffen wie Zink und Eisen kann die Enzymfunktion einschränken, da beide Spurenelemente essenziell für zahlreiche enzymatische Prozesse im Körper sind.

Ein weiterer zentraler Faktor ist Stress. Chronische Belastungssituationen und ein erhöhter Cortisolspiegel hemmen die Aktivität der Dejodasen und fördern stattdessen die Produktion des rT3. Dieser Mechanismus, der eigentlich zum Schutz dienen soll, drosselt den Stoffwechsel, was kurzfristig sinnvoll sein kann, bei anhaltendem Stress jedoch zu Symptomen wie Müdigkeit, Konzentrationsproblemen und Gewichtszunahme führt. Auch eine Dysregulation der Cortisolproduktion, wie sie bei einer Nebennierenschwäche vorkommt, kann die Funktion der Dejodasen negativ beeinflussen.

Chronische Erkrankungen spielen ebenfalls eine bedeutende Rolle. Entzündungen fördern die Ausschüttung von Zytokinen (kleine Proteine), die hemmend auf die Dejodasen wirken. Leber- und Nierenerkrankungen können diesen Prozess ebenfalls stören, da sie genau die Organe betreffen, in denen die Umwandlung von T4 in T3 überwiegend stattfindet. Zudem können Infektionen, besonders wenn sie lang anhaltend oder nur schwer erkennbar sind, die Funktion dieser Enzyme beeinträchtigen.

Auch Umweltfaktoren haben einen großen Einfluss. Schwermetalle wie Quecksilber, Blei oder Cadmium blockieren enzymatische Prozesse und reichern sich oft im Schilddrüsengewebe an. Chemikalien, die in Pestiziden oder Plastikweichmachern enthalten sind, wirken hormonstörend und können die Funktion der Dejodasen direkt oder indirekt hemmen.

Zu den Lebensstilfaktoren, welche die Aktivität der Dejodasen beeinträchtigen können, zählen Mangelernährung, streng kalorienreduzierte Diäten und einseitige Ernährungsweisen. Diese führen oft zu Defiziten an essenziellen Nährstoffen. Auch Übertraining, das den oxidativen Stress im Körper erhöht, sowie Schlafmangel, der die Regeneration des Körpers behindert, können die Umwandlung von T4 in T3 stören.

Schließlich gibt es auch genetische Ursachen. Bestimmte Polymorphismen in den Genen, die für die Dejodasen codieren, können dazu führen, dass die Enzyme weniger effizient arbeiten. Menschen mit solchen genetischen Besonderheiten haben oft niedrigere T3-Spiegel, auch wenn ihre T4-Werte im Normalbereich liegen.

Medikamente können ebenfalls eine Rolle spielen. So hemmen Betablocker und Glukokortikoide, die häufig bei Herz-Kreislauf- oder entzündlichen Erkrankungen eingesetzt werden, die Aktivität der Dejodasen. Auch Amiodaron, ein Mittel gegen Herzrhythmusstörungen, sowie bestimmte Antidepressiva können die Hormonregulation negativ beeinflussen.

Die Vielzahl der möglichen Ursachen für eine Funktionsstörung der Dejodasen verdeutlicht, wie empfindlich die hormonelle Balance des Körpers ist. Eine gezielte Diagnostik ist entscheidend, um die zugrunde liegenden Faktoren zu identifizieren und zu behandeln. Nur so kann die Aktivität der Dejodasen wiederhergestellt und die Versorgung mit aktivem T3 gewährleistet werden.

DER HORMONREGELKREIS

Der Hormonregelkreis der Schilddrüse ist ein hochkomplexes und präzise abgestimmtes System, das auf der engen Zusammenarbeit zwischen Hypothalamus, Hypophyse und Schilddrüse basiert. Er funktioniert wie ein biologisches Steuerungssystem, das die Produktion und Freisetzung der Schilddrüsenhormone überwacht und reguliert, um den Stoffwechsel des Körpers optimal zu steuern. Jede der drei beteiligten Komponenten erfüllt dabei spezifische Aufgaben, die gemeinsam eine feine Abstimmung ermöglichen.

Der Hypothalamus: Thermostat des Körpers

Der Hypothalamus, ein kleines, aber entscheidendes Steuerzentrum im Gehirn, übernimmt die Rolle eines biologischen »Thermostats«. Seine Aufgabe ist es, die Konzentration der Schilddrüsenhormone Trijodthyronin (T3) und Thyroxin (T4) im Blut kontinuierlich zu überwachen. Fällt der Spiegel dieser Hormone unter das erforderliche Niveau, erkennt der Hypothalamus den Bedarf und reagiert, indem er das Thyreotropin-Releasing-Hormon (TRH) freisetzt. TRH ist ein Signalstoff, der über spezielle Nervenbahnen zur Hypophyse transportiert wird. Der Hypothalamus agiert somit als zentrale Schaltstelle, die den Startpunkt für die Hormonproduktion setzt.

Die Hypophyse: Signalgeber des Systems

Die Hypophyse, auch Hirnanhangsdrüse genannt, ist eine erbsengroße Drüse an der Basis des Gehirns. Sie empfängt das TRH-Signal vom Hypothalamus und reagiert darauf, indem sie das Thyreoidea-stimulierende Hormon (TSH) produziert. TSH fungiert als eine direkte Aufforderung an die Schilddrüse, mit der Produktion von T3 und T4 zu beginnen. Die Hypophyse stellt somit sicher, dass die Schilddrüse genau dann aktiviert wird, wenn der Körper mehr Hormone benötigt. Die Menge an TSH, die freigesetzt wird, ist dabei direkt proportional zum Bedarf an Schilddrüsenhormonen.

Sobald die Konzentration von T3 und T4 im Blut wieder den optimalen Bereich erreicht hat, wird dies durch den Hypothalamus registriert. Er passt daraufhin die Freisetzung von TRH an, wodurch auch die Hypophyse weniger TSH produziert. Diese Rückkopplung sorgt dafür, dass die Schilddrüsenaktivität gedrosselt wird, wenn kein erhöhter Bedarf mehr besteht. Dieses Feedbacksystem verhindert eine Über- oder Unterproduktion von Hormonen und gewährleistet so die Stabilität des Stoffwechsels.

Der Hormonregelkreis ist nicht starr, sondern flexibel und passt sich den wechselnden Anforderungen des Körpers an. In Zeiten erhöhter körperlicher oder geistiger Belastung, etwa durch Sport, Kälte oder Stress, wird mehr Schilddrüsenhormon benötigt. Der Regelkreis reagiert darauf, indem er die Hormonproduktion entsprechend steigert. Umgekehrt wird die Hormonproduktion reduziert, wenn der Energiebedarf sinkt, etwa im Ruhezustand oder während des Schlafes. Diese Dynamik stellt sicher, dass der Körper stets in der Lage ist, seine Funktionen den Bedingungen optimal anzupassen.

Störungen im Hormonregelkreis

Eine Störung in diesem fein abgestimmten System kann schwerwiegende körperliche, emotionale und mentale Folgen haben. Hier findest du die wichtigsten Störungen im Schilddrüsenregelkreis übersichtlich zusammengefasst:

Primäre Hypothyreose: Die Schilddrüse selbst produziert zu wenig Hormone – etwa aufgrund eines ausgeprägten Jodmangels oder einer Hashimoto-Thyreoiditis. Der TSH-Wert steigt, da die Hypophyse versucht gegenzusteuern. Die Schilddrüsenhormone fT3 und fT4 können relativ lange Zeit noch im Referenzbereich sein (latente Hypothyreose), bis es schließlich zu einer Erschöpfung des Systems kommt und dann auch fT3 und fT4 erniedrigt sind (manifeste Hypothyreose). Typische Symptome sind dann unter anderem Müdigkeit, Gewichtszunahme, depressive Verstimmungen, Haarausfall, Zyklusstörungen und trockene Haut.

Störungen des Hypothalamus: Der Hypothalamus steuert über das Hormon TRH die TSH-Produktion in der Hypophyse. Wird zu wenig TRH ausgeschüttet, bleibt die TSH-Ausschüttung schwach und die Schilddrüse wird unzureichend stimuliert. Ursachen können Tumore, traumatische Hirnverletzungen, chronischer Stress, entzündliche Prozesse oder genetische Störungen sein. Die Folge ist ein Mangel an T3 und T4 mit Symptomen wie Antriebslosigkeit, depressiver Stimmung, Kälteempfindlichkeit, niedrigem Blutdruck, verlangsamten Reflexen, Libidoverlust und Konzentrationsstörungen. Da der TSH-Wert oft im Normalbereich bleibt, wird diese Störung häufig übersehen.

Störungen der Hypophyse: Die Hypophyse produziert TSH als Reaktion auf TRH aus dem Hypothalamus. Wird zu wenig TSH ausgeschüttet, bleibt die Schilddrüse unteraktiv, obwohl sie grundsätzlich funktionstüchtig ist. Ursachen können Hypophysentumore, Operationen, Bestrahlung, Hirntraumata, Hypophysitis oder genetische Störungen sein. Die Betroffenen leiden unter Erschöpfung, verlangsamtem Stoffwechsel, Gewichtszunahme, depressiven Symptomen, Libidoverlust und Zyklusstörungen. Häufig sind auch andere Hormonachsen betroffen, was das Beschwerdebild komplexer macht.

Konversionsstörung: Auch wenn ausreichend T4 produziert wird, kann die Umwandlung in das aktive T3 gestört sein – etwa durch Stress, Leberprobleme, Entzündungen oder Nährstoffmängel (Selen, Zink, Eisen). Statt T3 entsteht vermehrt das inaktive Reverse T3 (rT3), das die Hormonwirkung blockiert. Die Folgen sind Energielosigkeit, Konzentrationsstörungen und innere Leere trotz scheinbar normaler Blutwerte.

TSH-Resistenz oder Rezeptorstörungen: Die Körperzellen reagieren nicht ausreichend auf die vorhandenen Hormone – man spricht von Gewebsresistenzen. Obwohl Laborwerte unauffällig erscheinen, zeigen Betroffene Symptome einer Unterfunktion. Eine genaue Anamnese und gegebenenfalls funktionelle Diagnostik sind hier entscheidend.

Schilddrüsenüberfunktion: Bei einer Überfunktion produziert die Schilddrüse zu viele Hormone. Häufige Ursachen sind Morbus Basedow (eine Autoimmunreaktion mit stimulierenden Antikörpern, Seite 72), Schilddrüsenknoten oder subakute Entzündungen. Zu den typischen Symptomen zählen Herzrasen, Nervosität, Schlafstörungen, Hitzewallungen, Gewichtsverlust trotz Appetit, Haarausfall, Muskelzittern und das Gefühl, dauerhaft unter Strom zu stehen. In schweren Fällen kann es zur Schilddrüsenkrise kommen. Auch psychische Symptome wie Angst, Unruhe oder Stimmungsschwankungen sind häufig und werden oft fehlinterpretiert.

Das große Ganze

Der Schilddrüsen-Regelkreis ist ein hochsensibles System. Bereits kleine Störungen können erhebliche Auswirkungen auf Energie, Stimmung, Stoffwechsel und Lebensqualität haben. Deshalb ist es entscheidend, nicht nur einzelne Laborwerte zu betrachten, sondern das gesamte Regelkreissystem zu analysieren - einschließlich der Hormonproduktion, -umwandlung, -verwertung und möglicher Blockaden. Sowohl Über- als auch Unterfunktionen brauchen eine differenzierte Diagnostik und individuelle Therapie. In den folgenden Kapiteln erfährst du, wie du die zugrunde liegenden Ursachen erkennst - und was du tun kannst, um das System wieder ins Gleichgewicht zu bringen.

2

WAS DIE SCHILDDRÜSE **AUS DER BALANCE** BRINGT

BEDEUTUNG DES MINDSETS

Geist und Körper sind enger miteinander verbunden, als man auf den ersten Blick vielleicht denkt. Mentale Belastungen wie Stress, ungelöste emotionale Konflikte oder hartnäckige Überzeugungen können sich massiv auf deine Gesundheit auswirken – und selbstverständlich auch auf deine Schilddrüsenfunktion.

Bei Hashimoto und Schilddrüsenunterfunktion rücken bestimmte Persönlichkeitsmerkmale oft besonders stark in den Fokus. Betroffene zeigen häufig einen ausgeprägten Perfektionismus, ein starkes Verantwortungs- und Pflichtbewusstsein sowie ein großes Bedürfnis nach Harmonie. Gleichzeitig fällt es ihnen schwer, klare Grenzen zu ziehen und ihre eigenen Bedürfnisse zu priorisieren. Sie neigen dazu, sich mehr um andere als um sich selbst zu kümmern und sich immer noch mehr Arbeit aufbürden zu lassen. Sie haben oftmals große Schwierigkeiten, »Nein« zu sagen – selbst wenn ihre eigenen Reserven längst erschöpft sind. Hinzu kommen nicht selten ausgeprägte Selbstzweifel und eine harsche, manchmal sogar übertriebene Selbstkritik. Vielleicht erkennst du dich in dem einen oder anderen Merkmal wieder.

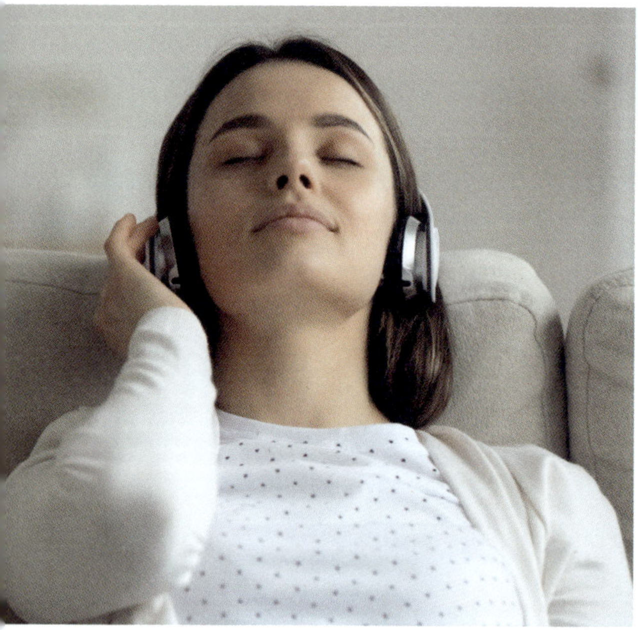

Entspannung und Stressmanagement sind enorm wichtig für ein ausgeglichenes Nervensystem.

Diese innere Einstellung setzt die Betroffenen unbewusst enorm unter Druck. Der Stress wirkt sich direkt auf das vegetative Nervensystem aus und bringt das ohnehin fragile hormonelle Gleichgewicht zusätzlich ins Wanken. Die gute Nachricht ist, dass es mittlerweile ein äußerst kraftvolles Werkzeug gibt, um genau diese belastenden inneren Muster nachhaltig zum Positiven und Leichten hin zu verändern. Die Yager Mind Matrix® (Seite 134), eine effektive Methode der mentalen und emotionalen Arbeit, bietet die Möglichkeit, tief sitzende Glaubenssätze, innere Blockaden sowie Ängste und Panik auf sanfte und effektive Weise aufzulösen. Dabei spürt die Yager Mind Matrix® direkt die eigentlichen Ursachen und Prägungen auf und transformiert sie dauerhaft. Diese Methode zeichnet sich durch ihre hohe Wirksamkeit und Geschwindigkeit aus – oftmals genügen nur ein bis drei Sitzungen, um tiefgreifende Veränderungen zu bewirken. Wir kommen später noch näher darauf zu sprechen.

Warum Stressreduktion so wichtig ist

Stress ist ein mächtiger Mechanismus, der in deinem Körper eine komplexe Kette von Reaktionen auslöst. Sobald dein Gehirn eine Bedrohung wahrnimmt, sendet es ein Alarmsignal an die Nebennieren, die daraufhin Stresshormone wie Cortisol und Adrenalin freisetzen. Diese Hormone aktivieren den sogenannten »Kampf-oder-Flucht«-Mechanismus – ein uraltes Überlebensprogramm, das deinen Körper in höchste Alarmbereitschaft versetzt. Dein Herzschlag beschleunigt sich, die Atmung wird schneller, deine Muskeln spannen sich an. Alle Energie wird mobilisiert, um entweder der Gefahr zu entkommen oder sie zu bewältigen.

Währenddessen werden andere Funktionen wie die Verdauung, das Immunsystem oder die Fortpflanzungsfähigkeit heruntergefahren, weil sie in diesem Moment nicht überlebenswichtig sind. Solange der Zustand nur von kurzer Dauer ist, erweist sich diese Reaktion als lebensrettend. Sie macht dich wachsam, reaktionsschnell und handlungsfähig.

Doch was passiert, wenn der Stress nicht mehr aufhört? Wenn dein Körper in einen Zustand dauerhafter Alarmbereitschaft versetzt wird? In solchen Fällen übernimmt das einst schützende System die Kontrolle, und der sogenannte Überlebensmodus wird zur Belastung. Stresshormone wie Cortisol fluten deinen Körper permanent, was nicht nur das Immunsystem schwächt, sondern auch den Stoffwechsel und wichtige Regenerationsprozesse hemmt. Cortisol wirkt dabei wie eine Handbremse – selbst die Schilddrüse, das zentrale Organ deines Energiestoffwechsels, wird in ihrer Aktivität gedrosselt. Dein Körper priorisiert nur noch die grundlegenden Lebensfunktionen und vernachlässigt alles, was für das direkte Überleben zwar sekundär, jedoch langfristig für deine Gesundheit wichtig ist.

Kurzfristig mag dieser Überlebensmodus helfen, doch wenn er zum Dauerzustand wird, zehrt er an deinen Kräften. Dein Energielevel sinkt, dein Wohlbefinden leidet, und deine Gesundheit wird nachhaltig beeinträchtigt. Chronischer Stress wird so zur unsichtbaren Last, die Körper und Geist zermürbt.

Genau deshalb ist es so wichtig, Stress nicht nur als körperliche, sondern auch als mentale und emotionale Herausforderung zu betrachten. Heilung kann nur gelingen, wenn beide Ebenen – Körper und Geist – wieder ins Gleichgewicht kommen. Wie dieser Weg aussehen kann und wie du dein System Schritt für Schritt in Balance bringst, erfährst du später.

Das Pferd ohne Reiterin

Während meiner Zeit als Ärztin in der Notaufnahme begegnete ich einer jungen Frau, die mir nicht mehr aus dem Kopf ging. Sie war Mitte zwanzig, sportlich, gesund und lebte ein diszipliniertes Leben ohne Alkohol oder Drogen. Trotzdem wurde sie regelmäßig, scheinbar ohne Vorwarnung, ohnmächtig. Keine einzige Untersuchung hatte bisher eine Antwort auf ihr rätselhaftes Symptom geliefert, obwohl sie unzählige Male durch die Mühlen der medizinischen Diagnostik gedreht worden war. Nun war es wieder passiert: Sie war ohnmächtig geworden, und der Rettungswagen hatte sie in unsere Notaufnahme gebracht. Auf den ersten Blick wirkt so eine Situation vielleicht nicht lebensbedrohlich, doch das täuscht. Stell dir vor, du bist mit hoher Geschwindigkeit auf der Autobahn unterwegs, und plötzlich verlierst du das Bewusstsein – ein absoluter Albtraum!

Ihre Ohnmachtsanfälle schienen keine erkennbare Ursache oder Regelmäßigkeit zu haben. Sie kamen aus dem Nichts, schlugen in jeder nur denkbaren Situation zu und ließen zunächst kein Muster erkennen. Erst im Laufe unseres Aufnahmegesprächs kristallisierte sich heraus, was all diese Ereignisse miteinander verband. Als ich bei der Anamnese nachfragte, wann sie das erste Mal ohnmächtig geworden sei, erzählte sie mir folgende Geschichte, die mich nachhaltig beeindruckte.

Es war ein kalter Winter vor einigen Jahren, und sie war damals leidenschaftliche Reiterin. An einem frostigen Nachmittag hatte sie sich mit ihrem Pferd auf einen Ausritt in die verschneite Landschaft begeben. Der Himmel war schon im Dämmerlicht, als sie mit ihrem Pferd durch einen Wald ritt. Die Welt um sie herum war still, nur der Schnee knirschte unter den Hufen ihres Tieres. Plötzlich durchbrach ein lautes Geräusch die Ruhe. Ihr Pferd scheute, bäumte sich auf und warf sie ab. Sie fiel in einen zugefrorenen Teich. Ihr Körper durchbrach die Eisdecke und versank bis zu den Hüften im kalten, glitschigen Morast.

Der Teich war zwar nicht tief, aber die vereiste Oberfläche, der Morast und die Kälte machten es unmöglich, sich aus eigener Kraft zu befreien. Sie schrie um Hilfe, doch ihre Rufe verhallten unbeantwortet in der stillen Weite des Waldes.

Ihr Pferd war längst auf und davon. Mit jedem Atemzug wurde sie schwächer, die Kälte fraß sich durch ihre Kleidung, lähmte ihre Glieder. Es wurde dunkel, und in diesem Moment wurde ihr klar: Das ist das Ende. Dann verlor sie das Bewusstsein.

Was sie nicht wusste, war, dass ihr Pferd zum Hof zurückgekehrt war – allein. Dort löste sein reiterloser Zustand sofort Alarm aus. Die Leute vom Hof starteten eine Suchaktion. Mit Taschenlampen und Schreien durchkämmten sie die Umgebung. Schließlich fanden sie die Frau: bewusstlos, stark unterkühlt, aber noch am Leben. Sie retteten sie buchstäblich in letzter Sekunde.

Wochen später jedoch, als die körperlichen Verletzungen längst verheilt waren, begannen die Ohnmachtsanfälle – unregelmäßig, unerklärlich und ohne Vorwarnung. Einzig verbindendes Element war, dass es stets Situationen waren, in denen sie sich sehr gestresst, bedrängt oder unter Druck gesetzt fühlte. Die Erinnerung an das Trauma schien also irgendwo tief in ihrem Unterbewusstsein eingraviert zu sein, bereit, bei den unpassendsten Gelegenheiten zuzuschlagen.

*Ich fragte sie, ob ihre Therapeut*innen sich mit dem offensichtlichen Zusammenhang zwischen diesem Erlebnis und ihren Ohnmachtsanfällen beschäftigt hätten. Ihre Antwort verschlug mir die Sprache: »Die wissen davon nichts«, sagte sie mit einem schwachen Lächeln. Als sie meinen entsetzten Gesichtsausdruck bemerkte, fügte sie erklärend hinzu: »Die haben mich nie danach gefragt.«*

Es war, als hätte sie jahrelang geschwiegen, darauf wartend, dass jemand ihre Geschichte wirklich hören wollte. In diesem Moment wurde mir klar, wie sehr eine scheinbar einfache Frage ein ganzes Leben verändern kann – und wie viele Antworten oft ungehört bleiben.

DIE ZENTRALE ROLLE DES DARMS

Der Darm ist weit mehr als nur ein Verdauungsorgan – er ist ein zentrales Steuerzentrum für viele lebenswichtige Prozesse im Körper. Seine Bedeutung reicht weit über die bloße Nährstoffaufnahme hinaus. Tatsächlich ist der Darm der Hauptsitz unseres Immunsystems; er beeinflusst Stimmung, Körpergewicht und sogar die Entstehung vieler Volkskrankheiten wie Übergewicht und Diabetes Typ 2. Eine gesunde Darmflora – die Gesamtheit aller Mikroorganismen, die in unserem Darm leben – ist daher essenziell für unsere Gesundheit und spielt insbesondere bei Schilddrüsenerkrankungen wie Hashimoto und Schilddrüsenunterfunktion eine entscheidende Rolle.

Der Darm als Hauptsitz des Immunsystems

Etwa 70 Prozent unserer Immunzellen befinden sich im Darm. Das macht ihn zur zentralen Verteidigungsanlage unseres Körpers. Die Darmflora – bestehend aus Billionen von Bakterien – kommuniziert ständig mit unserem Immunsystem und hilft dabei, Krankheitserreger abzuwehren. Gleichzeitig sorgt ein gesunder Darm dafür, dass Entzündungsprozesse im Körper reguliert werden. Gerät die Darmflora jedoch aus dem Gleichgewicht, können schädliche Keime wie *Blastocystis hominis* oder *Candida albicans* Überhand nehmen. Diese unerwünschten Mikroorganismen fördern Entzündungen, die wiederum Autoimmunerkrankungen wie Hashimoto verstärken können.

Einfluss des Darms auf Stimmung und Gewicht

Darüber hinaus steht der Darm über die sogenannte Darm-Hirn-Achse in direkter Verbindung mit unserem Gehirn. Diese komplexe Kommunikationsverbindung ermöglicht es dem Darm, in einem ständigen Austausch mit dem zentralen Nervensystem zu stehen, was nicht nur unsere körperliche Gesundheit, sondern auch unser emotionales Wohlbefinden maßgeblich beeinflusst. Die Darm-Hirn-Achse funktioniert wie eine Art bidirektionale Autobahn: Signale werden in beide Richtungen übermittelt. Dies bedeutet, dass sowohl der Zustand unseres Darms unser Gehirn beeinflusst als auch umgekehrt unsere Gedanken und Emotionen den Zustand des Darms modulieren können. Ein Beispiel hierfür ist das sogenannte »Bauchgefühl«, das auf der Aktivität des enterischen Nervensystems basiert – einem Netz aus über 100 Millionen Nervenzellen, das im Darm eingebettet ist und als »zweites Gehirn« bezeichnet wird.

Darüber hinaus ist der Darm ein bedeutender Produktionsort für Neurotransmitter. Eines der bekanntesten Beispiele ist das Serotonin, häufig als »Glückshormon« bezeichnet. Rund 90 Prozent des gesamten Serotonins in unserem Körper wird in den enterochromaffinen Zellen des Darms produziert, wo es nicht nur für die Regulierung der Darmbewegungen zuständig ist, sondern über die Darm-Hirn-Achse auch unsere Gefühlslage beeinflusst. Ein Ungleichgewicht in der Darmflora, etwa durch eine ungesunde Ernährung, Stress oder Medikamente wie Antibiotika, kann die Produktion dieses wichtigen Neurotransmitters beeinträchtigen. Das kann dazu führen, dass weniger Serotonin zur Verfügung steht, was sich in Stimmungsschwankungen, Ängsten oder sogar Depressionen äußern kann – Symptome, die auch bei Schilddrüsenunterfunktion und Hashimoto häufig auftreten. Probiotika können hier helfen. In Studien hat sich gezeigt, dass beispielsweise der gezielte Einsatz bestimmter probiotischer Stämme wie *Lactobacillus* und *Bifidobacterium* die Stimmung verbessern und Stresssymptome reduzieren kann.[1]

Über die Darmflora nimmt der Darm zudem Einfluss auf das Körpergewicht und Stoffwechselerkrankungen wie Diabetes. Studien zeigen, dass eine Dysbiose, also ein Ungleichgewicht der Darmflora, die Entstehung von Übergewicht und Stoffwechselerkrankungen wie Typ-2-Diabetes begünstigen kann.[2] Menschen mit einer Dysbiose weisen oft eine verringerte Vielfalt ihrer Darmbakterien auf, was den Stoffwechsel negativ beeinflussen kann. Denn die Darmbakterien haben Einfluss auf die Produktion und Regulation von Hormonen, die das Hungergefühl und die Fettverwertung steuern: Ghrelin, Leptin und Insulin. Ghrelin ist ein Peptidhormon, das eine zentrale Rolle bei der Regulierung des Hungergefühls spielt und dem Gehirn signalisiert, wann der Körper Nahrung benötigt. Vor den Mahlzeiten steigt der Ghrelinspiegel im Blut an, was das Hungergefühl auslöst, und sinkt nach dem Essen wieder ab. Neben seiner Wirkung auf den Appetit beeinflusst Ghrelin auch andere Prozesse wie den Energiestoffwechsel, die Insulinfreisetzung und sogar die Stimmung. Leptin ist unser »Sättigungshormon«, das dem Gehirn signalisiert, dass der Körper genug gegessen hat. Es kann durch Entzündungen, die von einer gestörten Darmflora ausgelöst werden, in seiner Wirkung beeinträchtigt werden. Dies führt zu einem verminderten Sättigungsgefühl und übermäßigem Essen. Insulin ist ein Hormon, das von der Bauchspeicheldrüse produziert wird und die Aufnahme von Glukose aus dem Blut in die Zellen ermöglicht. Es reguliert so den Blutzuckerspiegel und sorgt dafür, dass die Zellen Energie aus Zucker gewinnen können. Überschüssige Glukose, die nicht sofort als Energie verbraucht wird, wird durch Insulin in Fett umgewandelt und in Fettzellen gespeichert. Zusätzlich regt Insulin die Bildung neuer Fettmoleküle aus freien Fettsäuren an und fördert die Speicherung dieser Fette in den Fettzellen. Eine Dysbiose kann die Produktion entzündungsfördernder Stoffe wie Lipopolysaccharide (LPS) fördern, welche die Insulinsensitivität der Zellen verringern. Dies führt langfristig zu einer Insulinresistenz, bei der die Zellen weniger gut auf Insulin reagieren und Zucker im Blut verbleibt. Chronisch erhöhte Blutzuckerwerte können schließlich zu Typ-2-Diabetes führen, einer Erkrankung, die durch Insulinresistenz und eine gestörte Blutzuckerregulation gekennzeichnet ist. Eine unausgeglichene Darmflora wird mit Insulinresistenz in Verbindung gebracht, was die Fettverbrennung hemmt und zur Speicherung von Fettreserven beiträgt.

Ein gestörter Darm kann somit weitreichende Folgen für unser emotionales und körperliches Wohlbefinden haben, da er nicht nur die Produktion dieser Botenstoffe beeinflusst, sondern auch das Immunsystem schwächen, Entzündungen im Körper fördern und Übergewicht begünstigen kann. Ein gesunder Darm hingegen wirkt wie ein kraftvoller Motor für die körperliche und psychische Gesundheit. Er fördert nicht nur die Verdauung und die Nährstoffaufnahme, sondern sorgt auch für eine ausgewogene Produktion von Neurotransmittern, die unsere Stimmung, Energie und Belastbarkeit stärken. Die Pflege der Darmflora – etwa durch eine ballaststoffreiche Ernährung, probiotische Lebensmittel, ausreichend Bewegung und Stressmanagement – ist daher nicht nur ein Schlüssel zu besserer körperlicher Gesundheit, sondern auch zu einem stabilen und emotionalen Wohlbefinden.

Der Darm und die Hormonregulation

Der Darm spielt eine zentrale Rolle bei der Hormonregulation und ist direkt mit der Funktion der Schilddrüse verbunden. Über das Mikrobiom wird die Verstoffwechslung zahlreicher Hormone beeinflusst, darunter auch die Schilddrüsenhormone T3 und T4. Eine optimale Darmgesundheit ist daher unabdingbar, da ein Großteil der Umwandlung von T4 in das biologisch wirksamere T3 im Darm und in der Leber stattfindet. Ist die Darmflora gestört – beispielsweise durch chronische Entzündungen, ein Leaky-Gut-Syndrom (darüber erfährst du gleich mehr) oder andere Funktionsstörungen –, kann dies die Umwandlung erheblich beeinträchtigen. In solchen Fällen entsteht dann eine Konversionsstörung, bei der trotz ausreichendem T4 nicht genügend aktives T3 bereitgestellt wird, was zu typischen Symptomen wie Energieverlust, Gewichtszunahme oder Konzentrationsproblemen führen kann.

Darüber hinaus steuert der Darm die Aufnahme essenzieller Nährstoffe, die für eine gesunde Schilddrüsenfunktion unabdingbar sind. Hierzu gehören Jod, Eisen, Selen und Zink – allesamt unverzichtbar für die Synthese und Umwandlung von Schilddrüsenhormonen. Jod bildet die Grundlage für die Produktion von T3 und T4, während Selen als Co-Faktor für die Enzyme fungiert, die T4 in T3 konvertieren. Eisen spielt eine zentrale Rolle bei der Hormonbildung, und Zink ist wichtig für die Regulation des TSH, das die Schilddrüsenaktivität steuert. Ein gestörter Darm, der diese Nährstoffe nicht effektiv aufnimmt, kann somit direkte Auswirkungen auf die Schilddrüse und ihre Hormonproduktion haben.

Neben Mikronährstoffen beeinflusst der Darm auch die Verwertung von Proteinen und deren Bausteinen, den Aminosäuren. Besonders wichtig ist hier Tyrosin, das gemeinsam mit Jod für die Synthese von T3 und T4 benötigt wird. Ist die Eiweißverdauung durch eine beeinträchtigte Darmfunktion gestört, fehlt der Schilddrüse dieser wichtige Baustein.

Die Zusammenhänge verdeutlichen, wie eng die Darmgesundheit und die Schilddrüsenfunktion miteinander verknüpft sind. Eine intakte Darmflora und eine funktionierende Nährstoffaufnahme sind grundlegende Voraussetzungen, um die hormonelle Balance zu bewahren und die Schilddrüse bei ihrer Arbeit optimal zu unterstützen.

Verbindung von Darm und Autoimmunerkrankungen

Bei Autoimmunerkrankungen wie Hashimoto ist die Gesundheit des Darms ein zentrales Thema, das oft übersehen wird, obwohl sie direkten Einfluss auf den Krankheitsverlauf und die Symptome hat. Eine gestörte Darmflora, die Dysbiose, entsteht, wenn das empfindliche Gleichgewicht der Mikroorganismen im Darm aus der Balance gerät. Dieses Ungleichgewicht kann zu einer erhöhten Durchlässigkeit der Darmschleimhaut führen – ein Zustand, der als Leaky-Gut-Syndrom (aus dem Englischen, *leaky* für »durchlässig«, *gut* für »Darm«) bekannt ist.

Auswirkungen von Leaky Gut auf die Schilddrüse

Normalerweise agiert die Darmschleimhaut als hochspezialisierte Barriere, die unerwünschte Stoffe wie Bakterien, Toxine oder unverdaute Nahrungsbestandteile aus dem Körper fernhält, während sie gleichzeitig lebenswichtige Nährstoffe und Moleküle in den Blutkreislauf lässt. Diese Schutzfunktion wird durch sogenannte Tight Junctions (aus dem Englischen, *tight* für »eng«, *junction* für »Verbindung«) gewährleistet – proteinbasierte Verbindungen zwischen den Zellen der Darmschleimhaut, welche die Durchlässigkeit fein regulieren.

Beim Leaky-Gut-Syndrom, dem »durchlässigen Darm«, werden diese Tight Junctions geschwächt oder geschädigt, was dazu führt, dass die Barrierefunktion nicht mehr zuverlässig arbeitet. Ein zentraler Regulator dieses Prozesses ist das Protein Zonulin, das die Öffnung und Schließung der Tight Junctions steuert. Zonulin spielt eine Schlüsselrolle bei der Entstehung eines Leaky Gut, da eine übermäßige Zonulin-Aktivität die Tight Junctions dauerhaft offen hält und somit die Darmschleimhaut durchlässiger macht.

Zonulin kann im Rahmen der Diagnostik als Biomarker für ein Leaky-Gut-Syndrom herangezogen werden, da ein erhöhter Zonulinspiegel im Blut oder Stuhl darauf hinweisen kann. Besonders bei Autoimmunerkrankungen wie Hashimoto, aber auch bei Zöliakie und anderen entzündlichen Darmerkrankungen findet man häufig erhöhte Zonulinwerte. Dieser Marker ist ein wertvolles diagnostisches Werkzeug, um eine gestörte Barrierefunktion frühzeitig zu erkennen und gezielt zu behandeln.

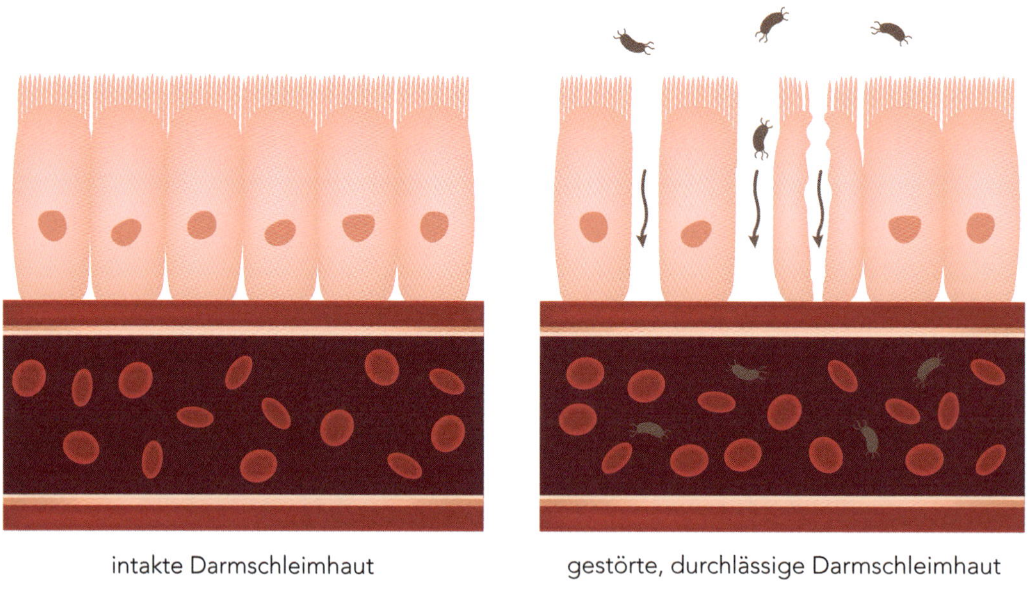

Im Gegensatz zu einem gesunden Darm (links) ist die Darmbarriere bei einem Leaky Gut durchlässig (rechts), sodass Partikel aus dem Darm in die Blutbahn geraten können.

Auslöser für eine gestörte Barriere und Zonulin-Aktivierung

Verschiedene Faktoren unserer Umwelt oder unserer Lebensweise können die Tight Junctions schädigen und zur übermäßigen Zonulinfreisetzung beitragen. Manche davon lassen sich besser beeinflussen als andere. Dies sind die häufigsten Ursachen:

- **Gluten:** Gluten, ein Protein, das in Weizen, Roggen, Gerste und anderen Getreidesorten vorkommt, ist einer der bekanntesten Auslöser für eine erhöhte Zonulinproduktion. Bei Menschen mit Glutenempfindlichkeit oder Zöliakie führt der Verzehr von Gluten dazu, dass Zonulin in großen Mengen freigesetzt wird. Dies öffnet die Tight Junctions, wodurch der Darm durchlässiger wird. Auch bei Personen ohne diagnostizierte Glutenempfindlichkeit kann ein hoher Glutenkonsum die Darmschleimhaut belasten, insbesondere wenn andere Risikofaktoren wie Stress oder Dysbiose vorliegen.
- **Toxine und Medikamente:**
  - Nichtsteroidale Antirheumatika (NSAR) wie Ibuprofen oder Diclofenac können die Darmschleimhaut direkt schädigen und die Tight Junctions schwächen.
  - Alkohol reizt die Schleimhaut und fördert eine Dysbiose, was die Barrierefunktion beeinträchtigen kann.
  - Umweltgifte wie Pestizide (zum Beispiel Glyphosat) und Schwermetalle (zum Beispiel Quecksilber) stören die natürliche Barrierefunktion und erhöhen die Durchlässigkeit des Darms.
  - Die Einnahme von Antibiotika kann die Darmflora erheblich stören, wodurch nützliche Bakterien reduziert und pathogene Keime begünstigt werden. Dies fördert eine Dysbiose, die eng mit einem Leaky-Gut-Syndrom verknüpft ist.
- **Ungesunde Ernährung:**
  - Zucker und stark verarbeitete Nahrungsmittel fördern das Wachstum schädlicher Bakterien im Darm, was die Balance des Mikrobioms stört und Entzündungen begünstigt.
  - Gesättigte Fettsäuren und Transfette können die Darmschleimhaut reizen und die Tight Junctions schwächen.
  - Eine ballaststoffarme Ernährung trägt dazu bei, dass nützliche Darmbakterien wie Bifidobakterien und Lactobazillen zurückgehen, die eine schützende Wirkung auf die Darmschleimhaut haben.
- **Infektionen und Parasiten:** Bestimmte Infektionen durch pathogene Bakterien wie beispielsweise *Clostridium difficile*, Salmonellen oder *Helicobacter pylori* können Entzündungen hervorrufen, welche die Tight Junctions angreifen und

sie schwächen. Auch Parasiten wie *Blastocystis hominis* oder *Giardia lamblia* stehen in Zusammenhang mit einer geschädigten Darmschleimhaut.

- **Chronischer Stress:** Stress aktiviert das sympathische Nervensystem und die Freisetzung von Stresshormonen wie Cortisol. Diese wirken entzündungsfördernd und können die Darmschleimhaut anfälliger machen, wodurch die Barriere geschwächt wird.

Auswirkungen auf den Körper

Wenn die Darmschleimhaut durchlässig wird, gelangen Substanzen in den Blutkreislauf, die dort nichts zu suchen haben, wie unverdaute Nahrungsproteine, Lipopolysaccharide (Teile der Bakterienwände) oder Toxine (Gifte). Das Immunsystem erkennt diese Eindringlinge als Bedrohung und reagiert mit einer chronischen Entzündungsreaktion. Diese Entzündung betrifft nicht nur den Darm, sondern kann systemisch wirken, also den gesamten Körper belasten.

Bei Menschen mit Hashimoto ist dies besonders problematisch, da die dauerhafte Immunaktivierung die Autoimmunreaktion verstärken kann. Zudem können bestimmte unverdaute Proteine, wie Gluten oder Milchproteine, über molekulare Mimikry eine Fehlreaktion des Immunsystems auslösen, bei der es fälschlicherweise die eigene Schilddrüse angreift. Das sogenannte molekulare Mimikry ist ein biologisches Phänomen, bei dem bestimmte Strukturen fremder Substanzen – wie etwa von Krankheitserregern, Toxinen oder Nahrungsproteinen – denen körpereigener Moleküle so ähnlich sind, dass das Immunsystem die eigenen Körperzellen als »Feind« erkennt und angreift.

Schädliche Mikroorganismen und Parasiten

Ein weiterer entscheidender Faktor, der die Darmgesundheit von Hashimoto-Betroffenen erheblich beeinträchtigen kann, ist das Vorhandensein unerwünschter Mikroorganismen. *Candida albicans*, ein Hefepilz, ist besonders häufig beteiligt.

Dieser Pilz kann sich bei einem Ungleichgewicht der Darmflora übermäßig vermehren und die Schleimhaut reizen. Eine Candida-Überbesiedelung führt nicht nur zu einer verstärkten Durchlässigkeit der Darmwand, sondern belastet auch das Immunsystem und behindert die Aufnahme essenzieller Nährstoffe wie Eisen und Zink, die für die Schilddrüsenfunktion unerlässlich sind. Symptome einer Candida-Infektion reichen von

Blähungen und Müdigkeit bis hin zu Hautproblemen und Heißhunger auf Zucker, da dieser das Wachstum des Pilzes begünstigt.

Ein anderes häufiges Problem ist der Parasit *Blastocystis hominis*, der in einigen Fällen chronische Verdauungsbeschwerden wie Durchfall, Blähungen oder Bauchkrämpfe auslösen kann. Seine Anwesenheit wird ebenfalls mit einer erhöhten Darmschleimhautdurchlässigkeit und einer Immunaktivierung in Verbindung gebracht.

Ein besonders bekannter Keim ist *Helicobacter pylori*, ein Bakterium, das die Magenschleimhaut besiedelt. Dieses Bakterium ist berüchtigt dafür, chronische Entzündungen, Magengeschwüre und in einigen Fällen sogar Magenkrebs zu verursachen. Für Menschen mit Hashimoto ist *Helicobacter pylori* besonders problematisch, da der Keim die Aufnahme wichtiger Nährstoffe wie Vitamin B_{12} blockieren kann – ein Vitamin, das notwendig für die Energieproduktion, die Nervenfunktion und die Synthese von Schilddrüsenhormonen ist. Ein Mangel an Vitamin B_{12} tritt bei Hashimoto-Betroffenen ohnehin häufiger auf und kann Symptome wie Erschöpfung, Nervenschäden und kognitive Probleme verstärken.

Der Darm als Schlüssel zur Schilddrüsengesundheit

Ein gesunder Darm ist unverzichtbar für eine funktionierende Schilddrüse, insbesondere bei Hashimoto und Schilddrüsenunterfunktion. Er beeinflusst nicht nur die Aufnahme wichtiger Nährstoffe und die Hormonregulation, sondern auch das Immunsystem, die Psyche und das Körpergewicht. Indem du deinen Darm gezielt pflegst, kannst du deine Schilddrüse unterstützen und deine Gesundheit insgesamt stärken. Hier erfährst du, wie du deinen Darm am besten unterstützen kannst, um eine stabile Basis für deine Schilddrüsengesundheit zu schaffen.

Der unbekannte Mitbewohner

Aus meiner Zeit als junge Assistenzärztin ist mir ein Fall besonders in Erinnerung geblieben, der eng mit dem Thema Darm verknüpft ist: Eine junge Frau, Mutter einer kleinen Tochter, kam auf unsere Station. Ihr Zustand war besorgniserregend. Sie war bis auf die Knochen abgemagert, schwach und sichtlich verzweifelt. Sie hatte schon zahllose Krankenhausaufenthalte hinter sich und eine endlose Diagnostik durchlaufen. Trotz einer Vielzahl von Tests – von Blutuntersuchungen über bildgebende Verfahren bis hin zu Magen- und Darmspiegelungen – war die Ursache ihrer Beschwerden unklar geblieben.

Die Symptome waren schwer einzuordnen: monatelange Bauchschmerzen, Übelkeit, Verdauungsprobleme und trotz regelmäßiger Nahrungsaufnahme ein steter Gewichtsverlust, der sie körperlich und seelisch an ihre Grenzen gebracht hatte. Sie war seit Monaten nicht mehr arbeitsfähig, und die Verantwortung für ihre kleine Tochter belastete sie zusätzlich.

Glücklicherweise war unsere Oberärztin eine erfahrene Infektiologin. Als sie die Akte der Patientin studierte, fiel ihr auf, dass ein wichtiger Aspekt bislang vollkommen unter den Tisch gefallen war: eine fundierte Parasitendiagnostik. Das war grundsätzlich nicht sehr verwunderlich. Denn eine solche gezielte Maßnahme gehört nicht unbedingt zur üblichen internistischen Standarddiagnostik, insbesondere nicht in westlichen Ländern.

Aber gerade dann, wenn die Ursache unklar bleibt, ist eine gründliche Parasitendiagnostik unerlässlich. Und die bekam die Patientin jetzt. Es dauerte nicht lange, bis wir das Ergebnis hatten. Das brachte zwar endlich Klarheit, jedoch hätten wir das so nicht erwartet: Die Patientin war mit

Blastocystis hominis *infiziert, einem Darmparasiten, der zwar oft harmlos ist, in manchen Fällen jedoch erhebliche Beschwerden verursachen kann.*

Die Diagnose war ein Wendepunkt. Wir begannen sofort mit einer gezielten Therapie, um den Parasiten zu eliminieren, gleichzeitig jedoch die Darmflora zu schützen und zu stärken. Schon nach wenigen Tagen zeigten sich erste Verbesserungen: Die quälenden Bauchschmerzen ließen nach, der Appetit der Patientin kehrte zurück, der Stuhl wandelte sich langsam von dünn bis geformt, und sie konnte wieder essen, ohne Angst vor erneuten Beschwerden zu haben. Ihre Kräfte kehrten zurück, sodass sie wieder kurze Spaziergänge mit ihrer Tochter unternehmen konnte. Sie kämpfte sich Schritt für Schritt ins Leben zurück und gewann jeden Tag mehr Lebensfreude. Es sollte natürlich noch einige Wochen dauern, bis sich ihr Gewicht wieder normalisiert hatte. Aber der erste Schritt war getan. Der Rest würde sich von allein ergeben.

Dieser Fall ist mir besonders im Gedächtnis geblieben, da er mir zeigte, wie wichtig es ist, auch abseits der festgetretenen Diagnostikpfade zu denken. Die gezielte Parasitendiagnostik hatte in diesem Fall den entscheidenden Durchbruch gebracht, jedoch wird sie in vielen Kliniken nicht routinemäßig durchgeführt.

Die junge Mutter verließ unser Krankenhaus als eine Frau, die nicht nur ihre Gesundheit, sondern auch ihr Leben zurückgewonnen hatte. Und ich? Ich nahm aus diesem Fall die wichtige Lektion mit, auch immer die ungewöhnlichen Möglichkeiten in Betracht zu ziehen – gerade in der Medizin, wo es oft um das Zusammenspiel von Intuition, Wissen und Offenheit für das Unbekannte geht.

ERNÄHRUNG BEI SCHILDDRÜSENERKRANKUNGEN

Die Ernährung spielt bei Hashimoto und Schilddrüsenunterfunktion eine zentrale Rolle, da bestimmte Lebensmittel nicht nur die Symptome verschlimmern, sondern auch die zugrunde liegende Entzündung fördern oder die Aufnahme wichtiger Nährstoffe behindern können. Bei Schilddrüsenunterfunktion und Hashimoto sind besonders kritisch: Gluten, Tiermilchprodukte, Haushaltszucker, Koffein und Soja.

Warum Gluten nicht zu empfehlen ist

Gluten, ein sogenanntes Kleberprotein, das in Getreidearten wie Weizen, Roggen, Gerste und verwandten Sorten vorkommt, ist weit mehr als nur eine potenzielle Verdauungshürde. Seine Zusammensetzung und Eigenschaften machen es zu einem zentralen Bestandteil in der Backindustrie, zugleich aber auch zu einer potenziellen Gefahrenquelle, insbesondere für Menschen mit Autoimmunerkrankungen wie Hashimoto.

Gluten besteht aus zwei Hauptbestandteilen: Gliadin und Glutenin. Diese Proteine arbeiten zusammen, um das elastische und formbare Netzwerk zu bilden, das Gluten so einzigartig und nützlich für die Herstellung von Teigen macht. Gliadin, ein wasserlösliches Protein aus der Gruppe der Prolamine, ist maßgeblich für die Dehnbarkeit und Viskosität von Teigen verantwortlich. Es ermöglicht dem Teig, sich unter Spannung zu dehnen und in die ursprüngliche Form zurückzukehren, was insbesondere bei der Herstellung von Brot und anderen Backwaren wertvoll ist. Glutenin hingegen verleiht dem Teig Stabilität und Elastizität, sodass er beim Backen die Form behält und gasdurchlässig bleibt.

Dieses Zusammenspiel sorgt dafür, dass Gluten beim Kneten mit Wasser ein elastisches Netzwerk bildet, das Gase wie Kohlendioxid, die während der Gärung entstehen, einschließt. So entstehen die charakteristische Porosität und Lockerheit von Brot.

Die molekulare Struktur von Gliadin ist jedoch nicht nur für die Dehnbarkeit des Teiges verantwortlich, sondern auch für viele gesundheitliche Probleme. Gliadin weist eine auffallende molekulare Ähnlichkeit mit bestimmten Proteinen des Schilddrüsengewebes auf, wodurch es Kreuzreaktionen mit dem Immunsystem auslösen kann. Wenn das Immunsystem Gluten als Fremdkörper erkennt und eine Abwehrreaktion startet, kann diese fälschlicherweise auch das Schilddrüsengewebe betreffen. Dies führt bei Menschen mit Hashimoto zu einer verstärkten Autoimmunreaktion und einer weiteren Schädigung der Schilddrüse.

Was vielen nicht bewusst ist: Gluten spielt eine zentrale Rolle im natürlichen Abwehrsystem der Getreidepflanze. Seine antinutritiven Eigenschaften machen es für viele Tiere schwer verdaulich, was auch bei uns Menschen Verdauungsprobleme auslösen kann. Gleichzeitig enthält Gluten toxische Peptide, die das Wachstum von Mikroorganismen wie Pilzen und Bakterien hemmen. Darüber hinaus kann es bei Insekten durch die Störung verdauungsrelevanter Enzyme die Nahrungsaufnahme erschweren. Mithilfe seiner elastischen Struktur schützt Gluten das Getreidekorn mechanisch vor Schäden, sodass es optimal keimen kann. Diese Schutzmechanismen sorgen dafür, dass das Korn weniger attraktiv und in manchen Fällen sogar unverträglich für potenzielle Fressfeinde ist, und tragen letztlich dazu bei, dass Gluten auch bei Menschen mit empfindlichem Immun- oder Verdauungssystem problematische Reaktionen auslösen kann.

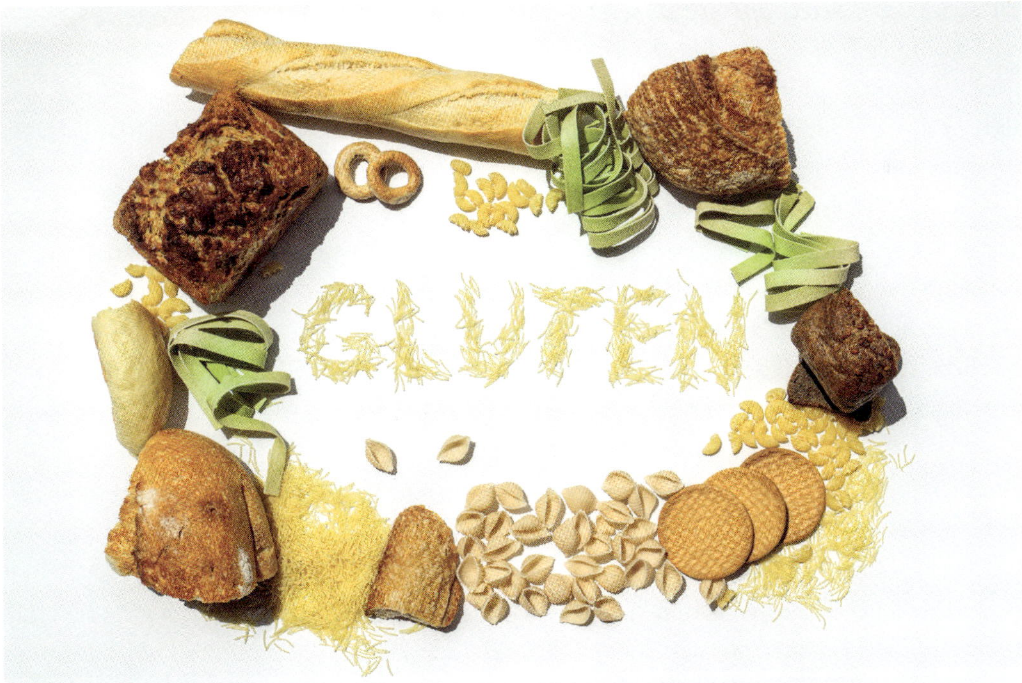

Glutenhaltige Lebensmittel sind problematisch für Menschen mit Hashimoto.

Wenn wir das Gliadin genauer betrachten, zeigt sich eine Besonderheit, weil es bei der Verdauung teilweise in sogenannte Exorphine, speziell Gliadorphine, umgewandelt wird. Diese opiatähnlichen Substanzen binden an die Opiatrezeptoren im Gehirn und können dort psychoaktive Effekte hervorrufen. Sie wirken auf das Belohnungssystem und können auf diese Weise Heißhunger auf glutenhaltige Lebensmittel auslösen. Um es zusammenzufassen: Sie machen süchtig!

Zugleich führen diese Stoffe zu Müdigkeit, Konzentrationsproblemen, Stimmungsschwankungen und Symptomen des Brain Fog. Besonders problematisch wird es, wenn die Blut-Hirn-Schranke durchlässig ist, beispielsweise bei chronischen Entzündungen.

Schädigung der Darmschleimhaut durch Gluten

Gluten spielt eine zentrale Rolle bei der Schädigung der Darmschleimhaut, da es die Produktion von Zonulin fördert, einem Protein, das die Permeabilität der Darmwand reguliert. Ein Anstieg von Zonulin führt dazu, dass die Darmbarriere undichter wird, wodurch unverdautes Material, Toxine und Mikroorganismen leichter in den Blutkreislauf gelangen können. Diese Fremdstoffe aktivieren das Immunsystem und lösen systemische Entzündungen aus beziehungsweise verschlimmern diese. Sie beeinträchtigen nicht nur die Darmgesundheit, sondern auch andere Organe wie die Schilddrüse. Menschen mit Schilddrüsenunterfunktion und Hashimoto weisen häufig erhöhte Zonulinwerte auf, was den Teufelskreis aus Entzündungen und Autoimmunreaktionen weiter verschärft.

Dafür muss im Übrigen noch nicht einmal eine Zöliakie vorliegen – also eine vom Immunsystem vermittelte allergische Reaktion gegen Gluten. Denn Gluten kann entzündliche Zytokine wie TNF-α und IL-6 freisetzen, welche die Immunreaktion verstärken und das Gewebe schädigen. Chronische Entzündungen sind übrigens nicht nur ein Schlüsselfaktor bei der Entwicklung von Autoimmunerkrankungen, sondern auch von Herz-Kreislauf-Problemen und neurodegenerativen Erkrankungen wie Alzheimer.

Gluten hat nicht nur immunogene und entzündungsfördernde Eigenschaften, sondern beeinflusst darüber hinaus auch die Darmflora erheblich. Es fördert eine Dysbiose, also ein Ungleichgewicht der Darmbakterien, wodurch unerwünschte Bakterienarten begünstigt und nützliche Mikroorganismen zurückgedrängt werden. Diese Dysbiose schwächt die Darmbarriere und kann zusätzlich ein Leaky-Gut-Syndrom und damit die Durchlässigkeit der Darmwand fördern. Das wiederum fördert Entzündungen und kann Autoimmunerkrankungen wie Hashimoto verschlimmern.

Dysbiose erkennen

Bei einer Dysbiose treten bestimmte Bakterienarten, wie beispielsweise *Escherichia coli*, verstärkt auf. Die Stämme können Entzündungen und Durchfälle auslösen. Ein anderes Beispiel für ungünstige Darmbakterien ist *Clostridium difficile*, das sich häufig nach Antibiotika-Behandlungen vermehrt und zu schweren Darmentzündungen führen kann. *Enterococcus faecalis* wiederum schädigt die Darmwand, was durch Gluten verstärkt wird, und fördert entzündliche Reaktionen. Parallel dazu nimmt die Anzahl der nützlichen Bakterien ab. Lactobazillen und Bifidobakterien, die für eine stabile Darmbarriere sorgen, entzündungshemmende Stoffe produzieren und die Nährstoffaufnahme verbessern, werden durch das Ungleichgewicht verdrängt. Diese Veränderungen fördern einen Teufelskreis aus Entzündung, schlechter Nährstoffaufnahme und geschwächtem Immunsystem, der die negativen Auswirkungen von Gluten auf den gesamten Organismus verstärkt. Die Dysbiose schwächt die Nährstoffaufnahme, insbesondere von essenziellen Mikronährstoffen wie Zink, Selen und Eisen, die für die Schilddrüsenfunktion unerlässlich sind. Ein gestörtes Mikrobiom beeinflusst zudem die Produktion von Neurotransmittern wie Serotonin, was zu psychischen Beschwerden wie Depressionen und Angststörungen führen kann.

Eine gezielte Stuhlanalyse kann hier helfen, die Dysbiose zu erkennen und Maßnahmen zur Regeneration der Darmflora einzuleiten. Der Verzicht auf Gluten und die Förderung nützlicher Bakterien tragen entscheidend dazu bei, die Darmgesundheit zu stabilisieren und die Symptome von Hashimoto zu lindern.

Langfristige Schäden und neuroinflammatorische Prozesse

Langfristig ist Gluten für viele Betroffene ein unsichtbarer Stressor, der durch die ständige Immunaktivierung und unterschwellige Entzündungen nicht nur die Symptome verschlimmert, sondern auch das Risiko für chronische Erkrankungen wie Diabetes Typ 2, Fettleber oder arteriosklerotische Erkrankungen erhöht. Besonders gravierend sind jedoch die neurologischen Auswirkungen, da Gluten über die Schädigung der Blut-Hirn-Schranke neuroinflammatorische Prozesse auslösen kann. Dies erklärt, warum viele Menschen mit Hashimoto neben physischen Beschwerden auch kognitive Symptome wie Brain Fog oder Gedächtnisprobleme entwickeln.

Die praktischen Eigenschaften von Gluten für die Backindustrie stehen somit in scharfem Kontrast zu den gesundheitlichen Risiken, die es für viele Menschen birgt. Ein bewusster Verzicht auf Gluten kann daher nicht nur die Schilddrüsenfunktion stabilisieren und Entzündungen reduzieren, sondern auch das körperliche und geistige Wohlbefinden erheblich verbessern. Das Geniale ist: Wenn du Gluten zu 100 Prozent aus deiner Ernährung streichst, erfährst du bereits nach wenigen Tagen eine deutliche Verbesserung deiner Symptomatik. Das beobachte ich regelmäßig bei meinen Mentees im HashiMotion®-Programm. Es ist jedoch essenziell, dass du wirklich absolut konsequent bist und akribisch auf eine glutenfreie Ernährung achtest.

Tierische Milchprodukte und Hashimoto

Tiermilchprodukte, vor allem Kuhmilch, sind für viele Menschen mit Hashimoto oder Schilddrüsenunterfunktion problematisch. Die Hauptschuldige ist dabei nicht, wie oft fälschlich vermutet, die Laktose, sondern vor allem das Casein, das zentrale Milchprotein, sowie andere Bestandteile wie Hormone, entzündungsfördernde Fettsäuren und Wachstumsfaktoren. Während Laktoseintoleranz eine zusätzliche Belastung darstellen kann, ist das Casein maßgeblich daran beteiligt, Entzündungsprozesse zu fördern und das Immunsystem zu reizen. Darüber hinaus zeigen viele Studien und Erfahrungsberichte, dass der Verzicht auf Milchprodukte nicht nur die Schilddrüsengesundheit verbessert, sondern auch eine Vielzahl anderer Beschwerden wie asthmatische Erkrankungen, Postnasal-Drip-Syndrom und chronische Schleimbildung lindern kann.

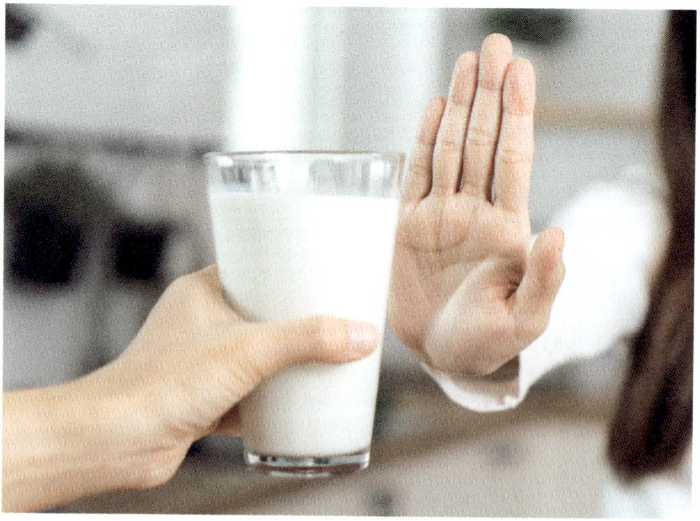

Tiermilchprodukte können Entzündungen fördern.

Casein: der Hauptakteur in der Problematik

Casein, das Hauptprotein in Milchprodukten, tritt in zwei Hauptformen auf: A1-Casein und A2-Casein. Beide haben unterschiedliche Auswirkungen, wobei A1-Casein als besonders kritisch gilt.

A1-Casein und Beta-Casomorphin-7 (BCM-7)

A1-Casein, das in den meisten handelsüblichen Kuhmilchprodukten vorkommt, wird im Verdauungstrakt zu BCM-7 abgebaut. BCM-7 hat eine Vielzahl negativer Effekte:

- **Förderung systemischer Entzündungen:** BCM-7 aktiviert entzündungsfördernde Prozesse, die das Immunsystem überreizen und bestehende Autoimmunreaktionen bei Hashimoto verstärken.
- **Schädigung der Darmbarriere:** BCM-7 verschärft das Leaky-Gut-Syndrom, indem es die Durchlässigkeit der Darmwand erhöht. Dies ermöglicht es Toxinen und unverdauten Nahrungsbestandteilen, in den Blutkreislauf zu gelangen, was systemische Entzündungen verstärkt.
- **Neurologische Auswirkungen:** BCM-7 kann Symptome wie Brain Fog, Konzentrationsprobleme und Stimmungsschwankungen verschärfen.

A2-Casein: milder, aber nicht unproblematisch

A2-Casein, das in der Milch bestimmter Kuhrassen (zum Beispiel Guernsey- oder Jersey-Kühe) sowie in Ziegen- und Schafsmilch vorkommt, wird oft als »besser verträglich« beworben. Der Hauptunterschied zu A1-Casein besteht darin, dass A2-Casein beim Abbau im Verdauungstrakt nicht das entzündungsfördernde Beta-Casomorphin-7 (BCM-7) bildet, welches nachweislich die Darmbarriere schädigt und entzündliche Prozesse verstärkt. Dennoch ist A2-Casein nicht unproblematisch, insbesondere für Menschen mit Autoimmunerkrankungen wie Hashimoto. Denn es kann hier zu Kreuzreaktionen kommen.

Kreuzreaktionen zwischen A2-Casein und körpereigenem Gewebe entstehen aufgrund eines Prozesses, den wir bereits im Abschnitt über Gluten (Seite 34) kennengelernt haben: dem molekularen Mimikry. Das Immunsystem erkennt bestimmte Proteinfragmente von A2-Casein als fremd und bildet Antikörper dagegen. Da diese Fragmente strukturell den Proteinen der Schilddrüse ähneln, greifen die Antikörper irrtümlich auch das Schilddrüsengewebe an. Dies führt zu einer chronischen Entzündung, einer Schädigung der Schilddrüse und einer eingeschränkten Hormonproduktion. Solche Abläufe lassen sich besonders häufig bei Personen mit Hashimoto beobachten.

A2-Casein mag im Vergleich zu A1-Casein weniger entzündungsfördernd sein, doch in einem bereits entzündlichen Umfeld, wie es bei Hashimoto häufig vorkommt, kann auch A2-Casein problematisch sein. Wenn du hier eine verlässliche antientzündliche Ernährung möchtest, wäre meine Empfehlung, Tiermilch und ihre Produkte in Gänze durch Pflanzenmilchprodukte wie Mandel- oder Kokosmilch zu ersetzen.

Auswirkung der Milchprodukte auf Atemwege

Tiermilchprodukte sind bekannt dafür, die Schleimproduktion im Körper zu fördern. Dies kann zu einer Vielzahl von Beschwerden führen, die weit über die Schilddrüsengesundheit hinausgehen:

- **Asthmatische Erkrankungen und Atemwegserkrankungen:** Milchprodukte tragen zur Verengung der Atemwege bei, indem sie die Produktion von Schleim in den Bronchien fördern. Besonders bei Menschen mit Asthma können sie zu verstärkten Symptomen wie Kurzatmigkeit, Husten und einer Verschlechterung der Lungenfunktion führen. Viele Asthmatiker berichten von einer deutlichen Besserung der Symptome nach dem Verzicht auf Milchprodukte.
- **Postnasal-Drip-Syndrom:** Milchprodukte fördern die Schleimbildung in den oberen Atemwegen, insbesondere in den Nebenhöhlen und im Rachenraum. Dies kann zu einem postnasalen Tropfen (auch als *Postnasal Drip* bekannt) führen, bei dem Schleim aus den Nasennebenhöhlen in den Rachen läuft. Symptome wie chronisches Räuspern, Husten und ein Fremdkörpergefühl im Hals bessern sich häufig deutlich im Rahmen einer milchfreien Ernährung.
- **Chronische Schleimbildung und Sinusitis:** Bei empfindlichen Personen kann der Konsum von Milchprodukten die Schleimproduktion in den Nasennebenhöhlen verstärken, was zu wiederkehrenden Nasennebenhöhlenentzündungen (Sinusitis) führt. Diese sind häufige Begleiter von chronischen Atemwegserkrankungen und bessern sich oft, wenn auf Milchprodukte verzichtet wird.

Beeinträchtigung der Nährstoffaufnahme

Milchprodukte hemmen die Aufnahme von essenziellen Nährstoffen wie Eisen, Zink und Magnesium aufgrund mehrerer biochemischer Mechanismen:

- **Calcium-Konkurrenz:** Milchprodukte sind reich an Calcium, das im Darm mit anderen Mineralstoffen wie Eisen, Zink und Magnesium um die Aufnahme konkurriert. Der aktive Transport von Mineralstoffen im Darm ist begrenzt, und ein Überschuss an Calcium kann die Absorption der anderen Stoffe erheblich reduzieren.

- **Casein und Phosphopeptide:** Das Casein bildet während der Verdauung sogenannte Phosphopeptide, die Eisen und Zink binden können. Diese Komplexe sind schwer löslich und werden vom Körper daher nur schlecht aufgenommen.
- **Laktose und pH-Wert-Veränderung:** Der Abbau des Milchzuckers (Lactose) kann den ph-Wert im Verdauungstrakt erheblich verändern. Dies wiederum kann die Resorption von Eisen und Magnesium beeinträchtigen, insbesondere in einem bereits gestörten Verdauungssystem, wie es bei Hashimoto häufig vorkommt.
- **Neutralisierung der Magensäure:** Milchprodukte können die Magensäureproduktion verringern, was besonders die Aufnahme von Eisen aus pflanzlichen und tierischen Quellen behindert. Eine ausreichende Magensäure ist jedoch notwendig, um Eisen aus der Nahrung in eine bioverfügbare Form umzuwandeln. Außerdem beeinträchtigt ein Magensäuremangel die Eiweißverdauung: Er verhindert die Aktivierung von Pepsin, dem Hauptenzym im Magen, das Proteine in kleinere Peptide zerlegt, und hemmt darüber hinaus die Denaturierung von Proteinen, wodurch diese für Enzyme schwer zugänglich bleiben. Die Folge ist, dass dadurch unvollständig verdaute Proteine in den Dünndarm gelangen, wo sie die Verdauungsenzyme überfordern und die Darmbarriere durchdringen können, was zu Entzündungen und Nahrungsmittelunverträglichkeiten führen kann. Die eingeschränkte Verdauung verringert die Aufnahme essenzieller Aminosäuren, die für die Hormonproduktion, Gewebereparatur und Neurotransmitterbildung und viele weitere Körperfunktionen unerlässlich sind, was Symptome wie Müdigkeit, Muskelschwäche und Schmerzen verstärken kann.

Laktoseintoleranz als Symptomverstärker

Auch wenn wir gesehen haben, dass Casein der Hauptakteur bei den Unverträglichkeitsreaktionen im Rahmen von Hashimoto und Schilddrüsenunterfunktion ist, spielt eine zusätzliche Laktoseintoleranz eine nicht zu unterschätzende Rolle bei der Verschlimmerung der Symptome. Die Folgen der Laktoseintoleranz sind vielfältig.

Fermentation und Blähungen

Bei einem Mangel an Laktase, dem Enzym zur Spaltung von Laktose, wird der Milchzucker von Darmbakterien fermentiert. Dies führt zu Blähungen, Bauchschmerzen und Durchfall, was die Darmgesundheit weiter beeinträchtigt:

- **Erhöhte Darmpermeabilität:** Die unvollständige Verdauung von Laktose belastet die Darmbarriere zusätzlich, was das Leaky-Gut-Syndrom verschärft und das Immunsystem weiter reizt.
- **Chronische Entzündungen:** Die durch Laktoseintoleranz verursachte Fehlverdauung erhöht die Produktion entzündungsfördernder Substanzen im Darm, was bei Hashimoto besonders problematisch ist.
- **Verlust von Nährstoffen:** Durch die wiederholten Verdauungsprobleme kommt es zusätzlich zu einer verminderten Aufnahme von Eisen, Zink und Magnesium.

Der Verzicht auf Milchprodukte

Milchprodukte, insbesondere solche aus Kuhmilch, sind bei Hashimoto und Schilddrüsenunterfunktion auf mehreren Ebenen problematisch. Während Casein die primäre Ursache für entzündliche Prozesse ist und die Autoimmunreaktion verschärft, können Laktoseintoleranz und andere Bestandteile wie Hormone und entzündungsfördernde Fettsäuren die Beschwerden zusätzlich verschlimmern. Darüber hinaus fördert der Konsum von tierischen Milchprodukten die Schleimproduktion, was chronische Atemwegserkrankungen wie Asthma, Sinusitis oder das Postnasal-Drip-Syndrom verstärken kann.

Ein Verzicht auf Milchprodukte kann nicht nur die Schilddrüsenfunktion unterstützen, sondern auch die Darmgesundheit verbessern, Entzündungen reduzieren und die Lebensqualität insgesamt steigern. Erfahrungsberichte zeigen, dass dieser Schritt häufig der Schlüssel zu einer deutlichen Linderung vieler Beschwerden ist.

Zucker – Feind der Schilddrüsengesundheit

Haushaltszucker, chemisch als Saccharose bezeichnet, ist ein Disaccharid, das aus den beiden Einfachzuckern Glukose und Fruktose besteht. Nach dem Verzehr wird Saccharose im Verdauungstrakt durch das Enzym Sucrase in seine beiden Bestandteile gespalten, die dann getrennt im Körper verstoffwechselt werden. Während Glukose als universelle Energiequelle in den Zellen genutzt wird, hat die Fruktose einen anderen Stoffwechselweg, der in der Leber stattfindet und schwerwiegende gesundheitliche Folgen haben kann, insbesondere bei übermäßigem Konsum. Zucker wirkt auf vielfältige Weise negativ auf die Schilddrüsengesundheit und den Gesamtorganismus – von der Beeinflussung des Blutzuckerspiegels über die Förderung von Leberverfettung bis hin zu entzündlichen und suchtfördernden Effekten im Gehirn.

Die Glukose aus Saccharose wird von fast allen Körperzellen zur Energiegewinnung genutzt, aber die Fruktose wird fast ausschließlich in der Leber verstoffwechselt. Dies führt zu:

- **Leberverfettung** (nichtalkoholische Fettleber, NAFLD): Fruktose wird in der Leber bevorzugt in Fettsäuren umgewandelt, wenn die Glykogenspeicher bereits gefüllt sind. Diese Fettsäuren können sich in der Leber ablagern und eine Fettleber verursachen, die mit Insulinresistenz, systemischen Entzündungen und einer Beeinträchtigung des Hormonstoffwechsels assoziiert ist.
- **Förderung entzündlicher Prozesse:** Die Umwandlung von Fruktose in Fettsäuren führt zur Bildung von reaktiven Sauerstoffspezies (ROS), die oxidative Schäden in der Leber und anderen Geweben verursachen. Diese Prozesse fördern die chronische Entzündung, die bei Hashimoto eine zentrale Rolle spielt.
- **Hyperurikämie:** Beim Abbau von Fruktose entsteht Purin, das den Harnsäurespiegel erhöhen kann. Ein erhöhter Harnsäurespiegel fördert Entzündungen, welche die Schilddrüsenfunktion zusätzlich beeinträchtigen können.

Zucker und die Auswirkungen auf Blutzucker und Insulin

Haushaltszucker lässt den Blutzuckerspiegel rasch ansteigen, da Glukose schnell in den Blutkreislauf gelangt. Dies führt zu überschießender Insulinproduktion: Der Körper schüttet große Mengen Insulin aus, um den Blutzucker zu senken. Diese wiederholten Spitzen begünstigen eine Insulinresistenz, die langfristig die Entwicklung von Diabetes mellitus Typ 2 fördern kann. Außerdem bedeutet es großen Stress für den Körper. Denn nach dem raschen Anstieg folgt oft ein starker Abfall des Blutzuckerspiegels (Hypoglykämie). Diese Schwankungen aktivieren die Stresshormonachse und führen zu einer erhöhten Ausschüttung von Cortisol, das wiederum die Schilddrüsenhormonproduktion und die Umwandlung von T4 in T3 hemmt.

Außerdem wird die Bildung von Übergewicht gefördert, denn Insulin begünstigt die Einlagerung überschüssiger Glukose als Fett, insbesondere im Bauchbereich.

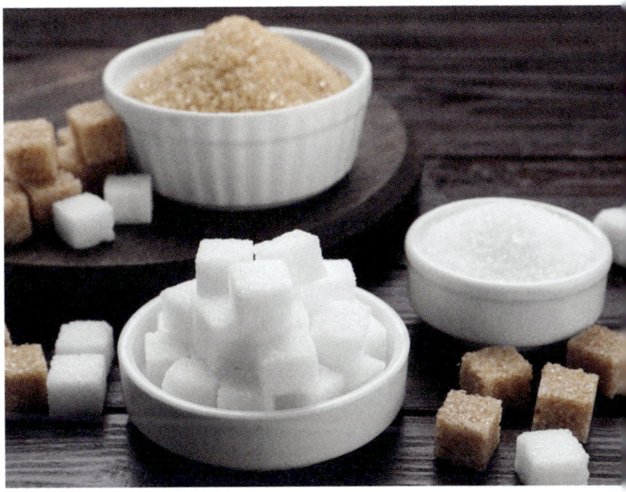

Zucker beeinträchtigt die Schilddrüsengesundheit.

Zucker und die Störung des Mikrobioms

Haushaltszucker füttert schädliche Mikroorganismen im Darm, wie Hefepilze (zum Beispiel *Candida albicans*) und pathogene Bakterien, was zu einer Dysbiose führt, ein Leaky Gut fördert und letztlich wiederum zu Nährstoffmängeln führt.

Zucker und die Auswirkungen auf Schilddrüsenhormone

Chronisch hohe Zucker- und Insulinspiegel wirken sich direkt und indirekt negativ auf die Schilddrüse aus, indem die T4-T3-Umwandlung gehemmt wird. Denn zuckerbedingte Entzündungen mit Insulinresistenz stören die Konversion des inaktiven T4 in das aktive Hormon T3, was zu einer Verschärfung von Symptomen wie Müdigkeit, Gewichtszunahme und Konzentrationsproblemen führt.

Außerdem wird die Antikörperbildung gefördert: Denn chronische Entzündungen, die durch Zucker angeheizt werden, können die Autoimmunreaktion verstärken und die Antikörperbildung gegen die Schilddrüse erhöhen, was die Gewebeschädigung weiter beschleunigt.

Zudem führt Zuckerkonsum zu einer Belastung der Mitochondrien, unserer zellulären Energiekraftwerke. Zucker überlastet sie auf mehreren Ebenen:

- **Erhöhung von ROS:** Die Verarbeitung von Zucker in den Mitochondrien führt zur Freisetzung reaktiver Sauerstoffspezies (ROS), welche die DNA und die Lipidmembranen der Mitochondrien schädigen.
- **Bildung von Advanced Glycation Endproducts (AGEs):** Zucker reagiert unkontrolliert mit Proteinen und Lipiden, was die Effizienz der Mitochondrien verringert und entzündliche Prozesse verstärkt.
- **Gestörte Mitophagie:** Zucker blockiert die Regeneration beschädigter Mitochondrien, was die Energieproduktion langfristig reduziert und Symptome wie Müdigkeit, Muskelschwäche, Gelenk- und Muskelschmerzen und Konzentrationsprobleme verschlimmert.

Zucker und die Wirkung auf das Gehirn: Sucht und Opiatrezeptoren

Zucker wirkt auf das Gehirn ähnlich wie suchterzeugende Substanzen und beeinflusst das Belohnungssystem stark: Zucker stimuliert die Opiatrezeptoren im Gehirn und löst ein Gefühl von Wohlbefinden aus, ähnlich wie es Substanzen wie Morphin tun.

Dies begünstigt suchtförderndes Verhalten, da das Gehirn sich an diese schnellen Belohnungen gewöhnt und zunehmend mehr Zucker verlangt, um den gleichen Effekt zu erzielen.

So erhöht Zucker die Dopaminfreisetzung, was kurzfristig Glücksgefühle erzeugt, langfristig jedoch die Dopaminrezeptoren abstumpfen lässt, was zu Stimmungsschwankungen und Antriebslosigkeit führen kann.

Darüber hinaus verstärkt Zucker entzündliche Prozesse im Gehirn (Neuroinflammation), die mit neurologischen Symptomen wie Brain Fog, Depressionen und Angstzuständen assoziiert sind.

Zucker: ein Schilddrüsen- und Gesundheitskiller

Haushaltszucker ist nicht nur ein Entzündungsverstärker, sondern wirkt auf alle Ebenen des Körpers negativ: Er fördert Blutzuckerschwankungen, die zu Insulinresistenz und Übergewicht führen, überlastet die Leber durch Fruktose, stört das Mikrobiom, schädigt die Mitochondrien und beeinflusst das Gehirn auf suchtfördernde Weise. Für Menschen mit Hashimoto oder Schilddrüsenunterfunktion ist es daher besonders wichtig, den Zuckerkonsum zu reduzieren beziehungsweise am besten ganz auf raffinierten Zucker zu verzichten, um Entzündungen zu senken, die Schilddrüsenfunktion zu unterstützen und langfristig die allgemeine Gesundheit zu stabilisieren.

Koffein und Hashimoto

Koffein, das in Getränken wie Kaffee, Schwarztee, Grüntee und Energydrinks enthalten ist, wirkt anregend auf das Nervensystem, belastet jedoch den Körper und insbesondere die Schilddrüse auf mehreren Ebenen. Für Menschen mit Hashimoto und Schilddrüsenunterfunktion kann Koffein durch seine weitreichenden Effekte auf die Hormonregulation, den Blutzuckerspiegel und die Schlafqualität problematisch sein.

Stimulation der Stresshormonachse

Koffein wirkt, indem es die Adenosinrezeptoren im Gehirn blockiert, die normalerweise für Müdigkeitssignale verantwortlich sind. Dieser Effekt täuscht dem Körper Wachheit vor, regt jedoch gleichzeitig die Hypothalamus-Hypophysen-Nebennierenrinden-Achse (HPA-Achse) an, was zu einer verstärkten Ausschüttung von Cortisol und Adrenalin führt.

Cortisol und Adrenalin sind Stresshormone, die den Körper in einen »Kampf-oder-Flucht«-Modus versetzen. Bei Menschen mit Hashimoto, deren Nebennieren oft bereits erschöpft sind, kann diese zusätzliche Belastung Symptome wie Müdigkeit, Nervosität und Stimmungsschwankungen verschärfen.

Hemmung der Schilddrüsenhormonproduktion durch Koffein

Ein chronisch erhöhter Cortisolspiegel unterdrückt die Freisetzung des Hormons TSH, wodurch die bei Hashimoto ohnehin reduzierte Hormonproduktion zusätzlich gedrosselt wird. Darüber hinaus hemmt ein hoher Cortisolspiegel die Konversion von T4 in T3 in der Leber und den Zellen. Dadurch wird die Verfügbarkeit des aktiven Hormons T3 reduziert, was wiederum Symptome wie Gewichtszunahme, Kälteempfindlichkeit und Erschöpfung verstärken kann.

Beeinflussung des Blutzuckerspiegels

Die durch Koffein stimulierte Freisetzung von Cortisol und Adrenalin beeinflusst den Blutzuckerspiegel erheblich. Zum einen kommt es zur Freisetzung von Zuckerreserven, denn Cortisol und Adrenalin signalisieren der Leber, gespeicherten Zucker (Glykogen) in den Blutkreislauf abzugeben, um schnell verfügbare Energie bereitzustellen. Dies führt zu einem plötzlichen Anstieg des Blutzuckerspiegels.

Dadurch kommt es zum anderen zu einer reaktiv gesteigerten Insulinproduktion. Denn um den erhöhten Blutzucker zu regulieren, schüttet die Bauchspeicheldrüse Insulin aus, das den Zucker in die Zellen transportiert. Wiederholte Blutzuckerspitzen und Insulinreaktionen können langfristig die Insulinsensitivität der Zellen verringern und zu Insulinresistenz führen.

Insulinresistenz ist jedoch nicht nur ein Risikofaktor für Diabetes, sondern verstärkt auch systemische Entzündungen, die bei Hashimoto die Autoimmunreaktion und Gewebeschäden beschleunigen können.

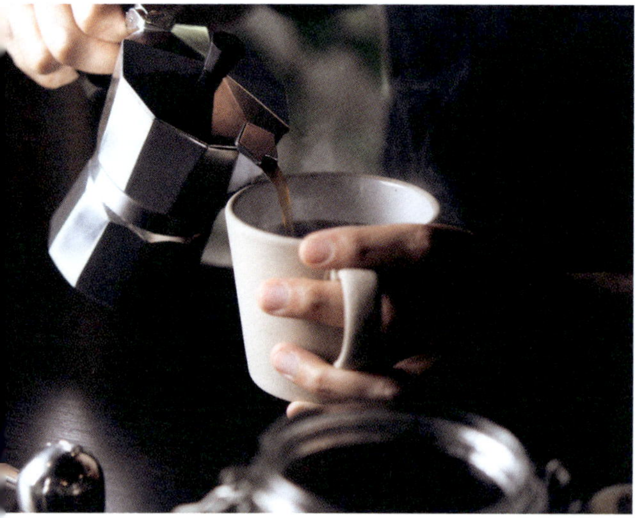

Bei Hashimoto ist Koffein eine zusätzliche Belastung.

Beeinträchtigung der Blutwerte und Medikamentenaufnahme

Koffein hat direkte Auswirkungen auf die Diagnose und Therapie von Schilddrüsenerkrankungen: Der Konsum von koffeinhaltigem Kaffee kann vor einer Blutuntersuchung die TSH-Werte signifikant beeinflussen, da Koffein die Hormonproduktion kurzfristig hemmt. Dies kann die Diagnose erschweren oder ungenaue Ergebnisse liefern.

Außerdem reduziert Koffein die Bioverfügbarkeit von Schilddrüsenmedikamenten wie L-Thyroxin um bis zu 36 Prozent, wenn es in zeitlicher Nähe zur Medikamenteneinnahme konsumiert wird. Daher wird empfohlen, koffeinhaltige Getränke frühestens 30 bis 60 Minuten nach der Einnahme von Schilddrüsenhormonen zu sich zu nehmen.[3]

Auswirkungen auf Schlaf, Regeneration und Stressresilienz

Koffein hat eine Halbwertszeit von vier bis sechs Stunden, was bedeutet, dass es noch lange nach dem Konsum im Körper aktiv ist. Dies kann die Schlafqualität erheblich beeinträchtigen. Denn es kommt zu einer verminderten Schlafdauer und Schlafqualität.

Selbst wenn Koffein nicht direkt wach hält, reduziert es die Qualität der Tiefschlafphasen, die für die Regeneration und die Hormonproduktion wichtig sind. Menschen mit Hashimoto, die ohnehin schon oft unter Schlafproblemen leiden, können dadurch noch erschöpfter aufwachen. Schlafmangel wiederum verstärkt die bei Autoimmunerkrankungen wie Hashimoto besonders schädlichen systemischen Entzündungen.

Der regelmäßige Konsum von Koffein kann darüber hinaus langfristig zu einer Nebennierenschwäche führen, bei der die Nebennieren nicht mehr ausreichend Stresshormone produzieren können. Dies äußert sich in Symptomen wie chronischer Erschöpfung und abnehmender Stressresistenz. Dies wiederum verstärkt die Symptome einer Schilddrüsenunterfunktion wie Gewichtszunahme und Kälteempfindlichkeit.

Alternativen zu Koffein

Für Menschen mit Hashimoto sind koffeinfreie Alternativen empfehlenswert, um Wachheit und Energie zu fördern, ohne den Körper zu belasten. Entkoffeinierter Instantkaffee ist zu empfehlen, sofern er keine weiteren Zusätze enthält. Zwei weitere mögliche Alternativen sind Vitalpilzkaffee und Maca-Latte (mit Pflanzenmilch).

Vitalpilzkaffee enthält keine anregenden Stoffe wie Koffein, sondern nutzt die adaptogene Wirkung von Pilzen wie beispielsweise Reishi oder Cordyceps, um die Energie zu

Adaptogene

Adaptogene sind natürliche Pflanzenstoffe, die dem Körper helfen, besser mit Stress umzugehen, indem sie das hormonelle Gleichgewicht und die Funktion von Nebennieren, Schilddrüse und Immunsystem regulierend unterstützen.

steigern und die Nebennieren zu unterstützen. Maca-Latte: Maca ist ebenfalls eine adaptogene Pflanze, die den Hormonhaushalt ausgleicht und Energie liefert, ohne die Stresshormonachse zu belasten.

Verzicht auf Koffein

Koffein stimuliert die Stresshormonachse, beeinflusst den Blutzuckerspiegel, verfälscht Schilddrüsenwerte und behindert die Aufnahme von Medikamenten. Zudem verschlechtert es die Schlafqualität, was die Regeneration behindert und entzündliche Prozesse verstärkt. Für Menschen mit Hashimoto und Schilddrüsenunterfunktion ist der Verzicht auf Koffein also ein sinnvoller Schritt, um die Schilddrüse zu entlasten und den Hormonhaushalt zu stabilisieren.

Soja und Schilddrüsenunterfunktion

Soja kann bei Hashimoto-Betroffenen erhebliche Probleme verursachen, da es mehrere Substanzen enthält, welche die Schilddrüsenfunktion beeinträchtigen und die Wirksamkeit von Behandlungen behindern können. Eine der größten Herausforderungen bei Soja ist sein hoher Gehalt an Goitrogenen, welche die Aufnahme von Jod in die Schilddrüse hemmen. Jod ist jedoch essenziell für die Bildung der Schilddrüsenhormone T3 und T4.

Bei einer durch Hashimoto ohnehin schon geschwächten Schilddrüse können Goitrogene den Mangel an funktionierenden Hormonen dramatisch verschärfen. Zudem blockieren diese Stoffe die Enzyme, die für die Synthese und Aktivierung der Schilddrüsenhormone notwendig sind, was die typischen Symptome wie Müdigkeit, Gewichtszunahme und Konzentrationsprobleme verstärken kann. Besonders kritisch ist, dass Soja in vielen verarbeiteten Lebensmitteln wie Milchalternativen, Proteinriegeln oder Fleischersatzprodukten versteckt enthalten ist, was die Beeinträchtigung unbemerkt verstärken kann.

Ein weiteres Problem von Soja ist sein hoher Gehalt an Phytoöstrogenen, pflanzlichen Verbindungen, die im Körper ähnlich wie Östrogen wirken. Diese Substanzen können das empfindliche Hormongleichgewicht stören, was bei Schilddrüsenunterfunktion und Hashimoto besonders problematisch ist, da die Erkrankung häufig mit einer Östrogendominanz einhergeht. Eine Östrogendominanz entsteht, wenn das Verhältnis von Östrogen zu Progesteron unausgewogen ist, was die Funktion der Schilddrüse zusätzlich hemmt. Phytoöstrogene können an die Östrogenrezeptoren binden und die Wirkung des körpereigenen Östrogens entweder verstärken oder blockieren. Das beeinflusst die Freisetzung des schilddrüsenstimulierenden Hormons TSH aus der Hypophyse, was die ohnehin eingeschränkte Schilddrüsenfunktion weiter belastet.

Soja hat außerdem einen negativen Einfluss auf die Aufnahme von Schilddrüsenmedikamenten wie L-Thyroxin. Die Substanzen in Soja blockieren oder verzögern die Absorption der Wirkstoffe im Darm, wodurch die Medikamente nicht optimal wirken können. Besonders kritisch ist es, wenn Soja unmittelbar vor oder nach der Einnahme von Schilddrüsenhormonen verzehrt wird.

Darüber hinaus enthält Soja Antinährstoffe wie Phytinsäure, welche die Aufnahme wichtiger Mineralstoffe wie Zink, Eisen und Magnesium hemmen. Diese Nährstoffe sind für die Schilddrüsenfunktion unverzichtbar. Zink ist notwendig für die Umwandlung von T4 in das aktive T3, Eisen spielt eine zentrale Rolle bei der Synthese von Schilddrüsenhormonen, und Magnesium unterstützt sowohl die Aktivierung von T4 als auch die Regulierung des Nervensystems. Ein regelmäßiger Konsum von Sojaprodukten kann somit langfristig zu einem Nährstoffmangel führen, der die Symptome von Hashimoto verschlimmert und die Wirksamkeit von Therapien beeinträchtigt.

Ein weiterer negativer Aspekt von Soja ist seine potenziell entzündungsfördernde Wirkung. Einige der in Soja enthaltenen Proteine, wie Beta-Conglycinin, können direkt entzündliche Prozesse auslösen oder allergische Reaktionen fördern.

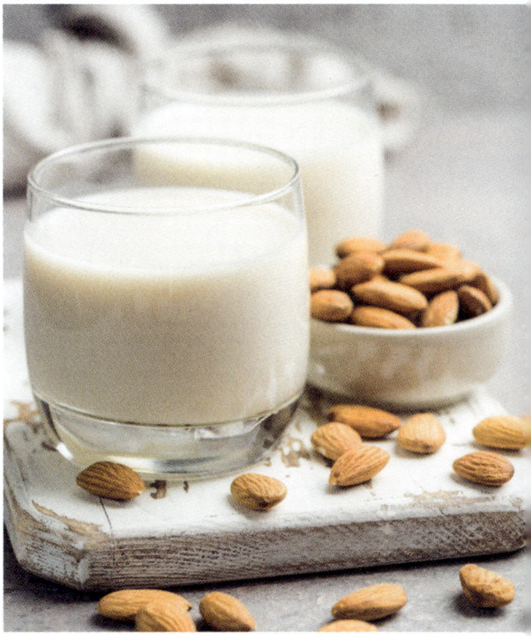

Ersetze Sojaprodukte besser durch andere Pflanzenprodukte, zum Beispiel Mandelmilch.

Chronische Entzündungen verschlimmern die Autoimmunreaktion bei Hashimoto und beschleunigen die Zerstörung des Schilddrüsengewebes.

Auch das Darmmikrobiom, das für die Schilddrüsen- und Immunfunktion wichtig ist, kann durch Soja negativ beeinflusst werden. Denn Soja fördert das Wachstum ungünstiger Bakterien und verringert die Vielfalt der Darmflora, was das Leaky-Gut-Syndrom verschlimmern kann.

Insgesamt ist Soja für Menschen mit Schilddrüsenunterfunktion und Hashimoto ein problematisches Lebensmittel, das die Schilddrüse auf verschiedenen Ebenen beeinträchtigt. Die goitrogene Wirkung, die hormonellen Disbalancen durch Phytoöstrogene, die Hemmung der Nährstoffaufnahme sowie die entzündungsfördernden Eigenschaften machen Soja zu einem potenziellen Verstärker von Krankheitssymptomen. Für Betroffene ist es daher ratsam, Sojaprodukte zu meiden.

Die passende Ernährung

Die gezielte Meidung von Tiermilch, Haushaltszucker, Koffein, Gluten und Soja kann einen entscheidenden Unterschied machen, um Entzündungen zu reduzieren und die Schilddrüsenfunktion zu unterstützen. Du wirst im Verlauf des Buches noch mehr darüber erfahren, wie du diese Lebensmittel gezielt durch verträgliche Alternativen ersetzen kannst, um deine Symptome zu lindern und langfristig deine Gesundheit zu fördern.

ÜBERLASTUNG DER LEBER

Die Leber ist eines der fleißigsten und zugleich vielseitigsten Organe im Körper, da sie eine Schlüsselrolle bei der Hormonumwandlung und Entgiftung spielt. Rund 60 Prozent des Schilddrüsenhormons T4 wird in der Leber in das aktive T3 umgewandelt, das der Körper direkt nutzen kann, um Stoffwechsel, Energieproduktion und viele andere Funktionen zu steuern. Zusätzlich verarbeitet die Leber überschüssige Hormone und sorgt dafür, dass diese sicher abgebaut und ausgeschieden werden. Doch diese lebenswichtigen Aufgaben können nur erfüllt werden, wenn die Leber gesund und leistungsfähig ist.

Eine Leber, die durch Umweltgifte, Alkohol, Medikamente oder eine fett- und zuckerreiche Ernährung überfordert ist, kann ihre Aufgaben nicht mehr effizient erfüllen.

Wenn die Leber überlastet ist, wird nicht nur die Umwandlung von T4 in T3 gehemmt, sondern auch die Fähigkeit des Körpers, Schadstoffe und Abfallprodukte auszuscheiden. Dies hat weitreichende Folgen: Giftstoffe sammeln sich im Körper an, fördern systemische Entzündungen und belasten die Schilddrüse zusätzlich. Chronische Entzündungen sind nicht nur ein Auslöser für Autoimmunreaktionen wie Hashimoto, sondern behindern auch die Hormonproduktion.

Die Symptome einer überlasteten Leber sind oft unspezifisch, aber dennoch deutlich erkennbar. Betroffene berichten häufig von Energielosigkeit, Konzentrationsproblemen oder einem Gefühl allgemeiner Erschöpfung. Auch Hautprobleme wie Akne oder Ekzeme sowie Verdauungsbeschwerden wie Blähungen, Verstopfung oder ein Völlegefühl können auf eine überforderte Leber hinweisen. Weitere Anzeichen können ein unangenehmer Körpergeruch, häufiger Kopfschmerz oder ein bitterer Geschmack im Mund sein.

Die Leber reinigen

Die gute Nachricht ist: Die Leber hat eine beeindruckende Fähigkeit zur Regeneration. Schon mit kleinen Änderungen im Alltag kannst du deine Leber entlasten und ihre Funktionen unterstützen. Ein wichtiger erster Schritt ist die Vermeidung von Alkohol, da dieser die Leber direkt belastet und ihre Regeneration hemmt. Auch der Verzicht auf verarbeitete Lebensmittel, insbesondere solche mit Transfetten, Zucker und Zusatzstoffen, entlastet das Organ. Das bewusste Meiden von Alltagsgiften in Kosmetik, dem Wohnraum, belasteten Textilien, Haushaltsreinigern und Waschmitteln hilft dem Organ zusätzlich bei der Regeneration. Zudem kannst du die Leber mit Pflanzenstoffen unterstützen. Besonders hilfreich sind Bitterstoffe, die in Kräutern wie Löwenzahn, Mariendistel, Artischocke und Schafgarbe enthalten sind. Diese Pflanzen regen die Produktion von Gallenflüssigkeit an, die für die Fettverdauung und die Entgiftung wichtig ist. Bitterstoffe fördern außerdem die Regeneration der Leberzellen und verbessern ihre Fähigkeit, Hormone umzuwandeln und Schadstoffe zu neutralisieren. Ergänzend dazu spielt die ausreichende Flüssigkeitszufuhr eine zentrale Rolle. Wasser unterstützt die Leber bei der Ausscheidung von Giftstoffen über die Nieren und hilft, das Blut zu reinigen.

Eine gesunde Leber ist wie das Herzstück einer gut geölten Maschine. Sie sorgt dafür, dass die Schilddrüse optimal arbeiten kann und sich der Körper im Gleichgewicht befindet. Mit der richtigen Pflege wird sie dir mehr Energie, bessere Haut und eine stabilere Schilddrüsenfunktion schenken.

DIE ROLLE DER NEBENNIEREN

Die Nebennieren, zwei kleine, dreieckige Drüsen auf den Nieren, spielen eine zentrale Rolle im Hormonsystem des Körpers. Sie sind für die Produktion einer Vielzahl von Hormonen verantwortlich, die wesentliche Prozesse wie den Stoffwechsel, den Flüssigkeitshaushalt, die Stressbewältigung und die Sexualität steuern. Dabei lässt sich ihre Funktion in die Aufgaben der Nebennierenrinde und des Nebennierenmarks unterteilen, die unterschiedliche, aber eng miteinander verknüpfte Hormone produzieren.

Die Nebennierenrinde besteht aus drei Schichten, die jeweils spezifische Hormone herstellen. In der *Zona fasciculata* werden die Glukokortikoide, insbesondere Cortisol, produziert. Cortisol ist ein essenzielles Hormon für die Stressbewältigung, da es den Blutzuckerspiegel reguliert, die Glukoseproduktion in der Leber anregt und Entzündungen hemmt. Bei akuten Belastungen hilft es, die Energiereserven des Körpers schnell zu mobilisieren. Wird Stress jedoch chronisch, führt die dauerhaft hohe Cortisolproduktion zu Problemen wie der Unterdrückung des Immunsystems, der Förderung von Entzündungen und einer Hemmung der Schilddrüsenfunktion.

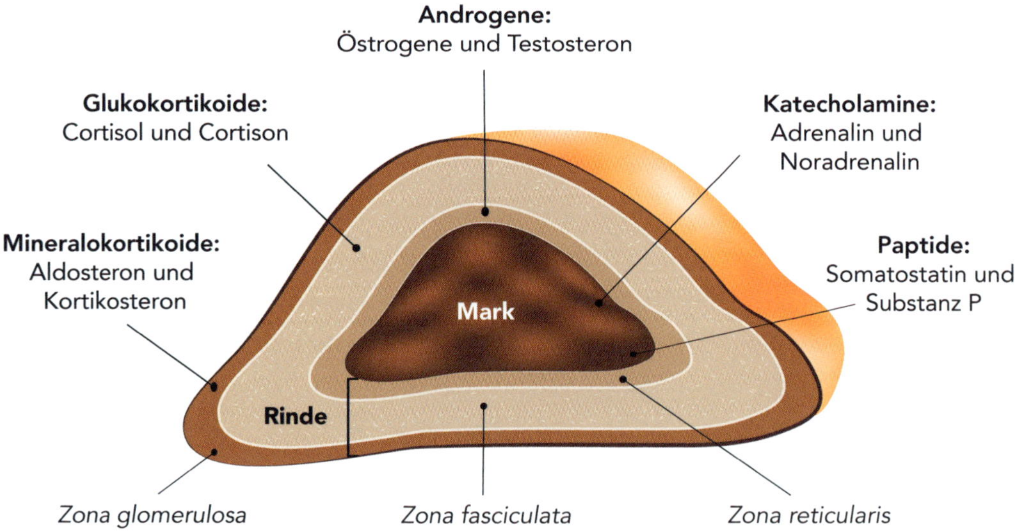

Verschiedene Bereiche der Nebennieren haben unterschiedliche Zuständigkeitsbereiche.

In der *Zona glomerulosa* der Nebennierenrinde entstehen die Mineralokortikoide, wie zum Beispiel Aldosteron. Dieses Hormon reguliert den Flüssigkeits- und Elektrolythaushalt des Körpers, indem es die Rückresorption von Natrium und die Ausscheidung von Kalium in den Nieren steuert. So trägt Aldosteron maßgeblich zur Kontrolle des Blutdrucks bei. Eine gestörte Produktion kann zu Symptomen wie Schwindel, niedrigem Blutdruck oder vermehrtem Harndrang führen.

Die dritte Schicht der Nebennierenrinde, die *Zona reticularis*, produziert Androgene, darunter DHEA (Dehydroepiandrosteron) und Androstendion. Diese Hormone sind Vorläufer von Sexualhormonen wie Testosteron und Östrogen. Sie fördern die Entwicklung sekundärer Geschlechtsmerkmale, stärken die Libido und tragen zur allgemeinen Vitalität bei.

Das Nebennierenmark, ein Teil des sympathischen Nervensystems, produziert die Katecholamine Adrenalin und Noradrenalin, die vor allem in akuten Stresssituationen ausgeschüttet werden. Adrenalin erhöh0t die Herzfrequenz, steigert den Blutdruck und fördert die Freisetzung von Glukose und Fettsäuren, um den Körper auf die »Kampf-oder-Flucht«-Reaktion vorzubereiten. Noradrenalin unterstützt Adrenalin, indem es den Blutdruck weiter erhöht und die Durchblutung der Muskeln fördert, während es die Durchblutung weniger wichtiger Organe wie des Verdauungstrakts einschränkt.

Die enge Zusammenarbeit zwischen Nebennierenrinde und Nebennierenmark macht deutlich, wie gut abgestimmt die Nebennieren die Anpassung an Stress und die Regulierung zentraler Körperfunktionen steuern. Allerdings geraten die Nebennieren bei chronischem Stress irgendwann an ihre Belastungsgrenze. Die sogenannte Nebennierenachse, ein komplexes Netzwerk zwischen Gehirn (Hypothalamus und Hypophyse), Nebennieren und Schilddrüse, wird dabei aus dem Gleichgewicht gebracht.

Bei anhaltendem Stress produzieren die Nebennieren zunächst dauerhaft hohe Mengen Cortisol, um den Körper in Alarmbereitschaft zu halten. Langfristig führt diese Überlastung jedoch dazu, dass die Cortisolproduktion nachlässt, was als Nebennierenschwäche oder Adrenal Fatigue bezeichnet wird. Dieser Zustand wirkt sich direkt auf die Schilddrüse aus, da der Körper in einen Überlebensmodus wechselt. Um Energie zu sparen, wird der Stoffwechsel verlangsamt, die Produktion von Schilddrüsenhormonen reduziert und die Umwandlung von T4 in das aktive T3 gehemmt. Die Folgen sind die typischen Symptome, wie du sie vom Hashimoto beziehungsweise der Schilddrüsenunterfunktion kennst: Müdigkeit, Gewichtszunahme, Kälteempfindlichkeit und Konzentrationsprobleme.

Zusätzlich belastet ein gestörter Cortisolhaushalt das Immunsystem, fördert Entzündungen und verschärft Autoimmunerkrankungen wie Hashimoto. Gleichzeitig kann die Produktion von Aldosteron beeinträchtigt werden, was zu einem Ungleichgewicht im Flüssigkeits- und Elektrolythaushalt führt. Niedriger Blutdruck, Schwindel und vermehrter Harndrang sind häufige Folgen. Auch die mentale Gesundheit leidet: Viele Betroffene berichten von Reizbarkeit, Angstzuständen, Panikattacken oder depressiven Verstimmungen, da die Nebennieren eine Schlüsselrolle bei der Regulation von Stimmung und Energie spielen.

Die gute Nachricht ist, dass die Nebennieren durch gezielte Maßnahmen gestärkt werden können. Im Verlauf des Buches erfährst du mehr darüber, wie du gezielt deine Nebennieren stärken kannst, um auch diesen Bereich deines Körpers wieder ins Gleichgewicht zu bringen.

Eine ganzheitliche Betrachtung des Körpers

Wie du gesehen hast, gibt es eine ganze Reihe von Einflussfaktoren, die die Schilddrüse aus der Balance bringen können. Da erfahrungsgemäß meist mehrere Ursachen beteiligt sind, lohnt sich stets der ganzheitliche Blick. Denn nur so gelingt es letztlich, die Schilddrüse wieder in ihre volle Kraft zu bringen und auch Autoimmunerkrankungen wie Hashimoto zurückzudrängen.

Die Gefahr des Sich-selbst-Vergessens

Lena war 36, Grundschullehrerin, Mutter von Zwillingen und eigentlich immer ein echtes Energiebündel. In den letzten Jahren hatte sie einiges gestemmt: den Hausbau, den Umzug, den turbulenten Alltag mit kleinen Kindern – und das alles parallel zu einem fordernden Job. Lange Zeit hatte sie funktioniert. Kaffee war ihr Überlebenselixier, Pausen gab es kaum, der Anspruch an sich selbst war hoch.

Eines Tages blieb ihre Periode aus. Zuerst dachte sie sich nicht viel dabei. »Wahrscheinlich der Stress« redete sie sich ein. Doch als auch im nächsten und übernächsten Monat nichts passierte, spürte sie, dass etwas nicht stimmte. Sie war zu jung für die Wechseljahre, eine Schwangerschaft konnte sie ausschließen. Also ging sie zu ihrer Gynäkologin, die zu Lenas Glück auch endokrinologisch sehr bewandert war. Zum ersten Mal wurde nicht nur der Standard gemacht, sondern umfassend geschaut – mit Hormonstatus, Schilddrüse und Cortisoltagesprofil.

Die Ergebnisse waren eindeutig: eine deutliche Östrogendominanz, eine schwere Umwandlungsstörung der Schilddrüsenhormone – und ein Cortisolverlauf, der nicht viel Raum für Spekulation ließ: Ihre Nebennieren waren erschöpft, ihr gesamtes System im roten Bereich.

Mit dieser Ausgangssituation kam sie zu mir ins Mentoring. Wir begannen direkt mit einer umfassenden Ernährungsumstellung, füllten ihre völlig erschöpften Eisenvorräte auf und kümmerten uns darum, dass ihr Körper gezielt mit den wichtigen Nährstoffen und Adaptogenen versorgt wurde. Zusätzlich stellten wir ihre Tagesstruktur um: weniger Reiz, mehr Rhythmus – vor allem am Morgen. Wir arbeiteten intensiv an der Beruhigung ihres Nervensystems, und zwat mit einfachen, alltagstauglichen Tools wie Atemarbeit, Mikro-Pausen, Journaling und emotionalem Reset. Das Wichtigste von allem und für Lena das Schwierigste: Auch einmal Nein zu sagen, sich abzugrenzen und Ruheinseln zu suchen und etwas weniger perfekt zu sein als früher. Um ihr diesen Prozess zu erleichtern, übte sie, blockierende Glaubenssätze loslassen, um sich wieder auf ihre kraftvollen Ressourcen besinnen zu können.

Bereits nach drei Wochen kehrte ihre Energie spürbar zurück. Sie wachte klarer auf, der Kopf war freier, die bleierne Erschöpfung wich langsam. Nach sechs Wochen war ihre Periode wieder da – ganz ohne Hormonersatz. Und nach drei Monaten sagte sie mit einem Lächeln: »Ich hätte nie gedacht, dass ich mich jemals wieder so lebendig fühlen würde.«

Heute blickt Lena anders auf sich und ihren Körper. Sie kennt ihre Grenzen, sie hört auf ihre inneren Signale – und sie hat gelernt, dass Fürsorge bei sich selbst beginnt. Sie arbeitet noch immer als Lehrerin, liebt ihre Familie – verausgabt sich aber nicht mehr auf Kosten ihrer Gesundheit.

Und das ist genau der Punkt: Heilung beginnt nicht erst, wenn alles zusammenbricht. Sie beginnt dort, wo wir den Mut haben, ehrlich hinzusehen – und neu zu wählen.

3

DIE HÄUFIGSTEN ERKRANKUNGEN DER SCHILDDRÜSE

JODMANGEL - WENN DER GRUNDSTOFF FEHLT

Der häufigste Grund für Schilddrüsenprobleme ist ein Mangel an Jod, einem essenziellen Spurenelement, das für die Produktion der Schilddrüsenhormone T3 und T4 unverzichtbar ist, da ihr Hormongerüst aus Jodatomen besteht. Da der menschliche Körper Jod nicht selbst herstellen kann, muss es über die Nahrung aufgenommen werden. In Deutschland, wo die Jodkonzentration im Boden und somit auch in vielen Lebensmitteln gering ist, besteht jedoch häufig das Risiko einer Unterversorgung. Dies gilt besonders für Menschen, die sich rein pflanzlich oder jodarm ernähren.

Ein anhaltender Jodmangel kann gravierende Folgen haben. Ohne genügend Jod läuft die Schilddrüse auf Sparflamme: Sie kann nicht ausreichend Hormone produzieren, um die Stoffwechselprozesse des Körpers optimal zu steuern. Als Reaktion versucht die Schilddrüse, durch Vergrößerung des Organs mehr Jod aus dem Blutkreislauf zu filtern. Diese Vergrößerung, auch Struma oder Kropf genannt, äußert sich häufig durch eine sichtbare Schwellung am Hals. In schweren Fällen kann der vergrößerte Schilddrüsenlappen sogar Druck auf die umliegenden Gewebe ausüben, was zu Schluckbeschwerden oder einem Engegefühl im Hals führen kann.

Neben diesen äußerlich sichtbaren Veränderungen hat ein chronischer Jodmangel weitreichende funktionelle Auswirkungen auf den Körper. Zu den typischen Symptomen gehören Müdigkeit, Gewichtszunahme und eine allgemeine Antriebslosigkeit. Besonders alarmierend ist der Einfluss auf die geistige Leistungsfähigkeit. Ein Mangel kann daher zu Konzentrationsproblemen, einer verlangsamten Denkfähigkeit und sogar zu depressiven Verstimmungen führen. Kinder, die in der Wachstumsphase unter Jodmangel leiden, können langfristig in ihrer geistigen und körperlichen Entwicklung eingeschränkt sein, da die Schilddrüsenhormone für das Wachstum und die Reifung des Gehirns essenziell sind und bei Jodmangel nur unzureichend gebildet werden.

Jodmangel ist in Deutschland ein gut untersuchtes Problem. Dank der Einführung von jodiertem Speisesalz konnte die Jodversorgung in der Bevölkerung zwar verbessert werden, dennoch bleibt die Versorgungslage lückenhaft, besonders in spezifischen Bevölkerungsgruppen. Menschen, die keinen oder wenig Fisch essen – eine der besten Jodquellen –, sind häufiger von einem Mangel betroffen. Auch Veganer*innen und

Vegetarier*innen müssen besonders darauf achten, ihre Jodzufuhr durch angereicherte Lebensmittel oder auch durch Nahrungsergänzungsmittel sicherzustellen.

Trotz der Bedeutung von Jod muss auch auf die Gefahr einer Überdosierung hingewiesen werden. Eine übermäßige Jodzufuhr kann bei gesunden Menschen zu einer vorübergehenden Überfunktion der Schilddrüse führen. Bei bestehenden Schilddrüsenerkrankungen wie Hashimoto-Thyreoiditis oder Morbus Basedow kann ein Zuviel an Jod noch schwerwiegendere Folgen haben. Bei Morbus Basedow können bereits geringe Mengen Jod zu einer deutlichen Verschlechterung der Überfunktionssymptomatik führen, weshalb es hier bisweilen angebracht ist, in einen regelrechten »Jodhunger« zu gehen. Aber auch bei Hashimoto-Betroffenen ist Vorsicht geboten, da viele von ihnen sensibel auf hohe Joddosen reagieren und daraufhin einen Schub entwickeln können. Im Schub kommt es zu einer plötzlichen Verschlechterung der Symptome, einschließlich der Schilddrüsenentzündung und einer raschen Veränderung der Hormonproduktion.

In den folgenden Kapiteln wird ausführlich erläutert, wie du deine Jodversorgung sicherstellen kannst, ohne in die Falle einer Über- oder Unterversorgung zu tappen. Dabei erfährst du, welche Lebensmittel besonders reich an Jod sind und wie du diese gezielt in deinen Speiseplan integrieren kannst. Außerdem lernst du, worauf du bei Nahrungsergänzungsmitteln achten solltest, um eine sichere und effektive Jodzufuhr zu gewährleisten. Jod ist ein entscheidender Faktor für die Gesundheit der Schilddrüse, doch sein Einsatz erfordert Sorgfalt und ein gutes Verständnis. Mit dem richtigen Wissen kannst du deine Schilddrüse optimal unterstützen und langfristig für einen gesunden Hormonhaushalt sorgen.

DER KROPF

Ein Kropf, medizinisch als *Struma* bezeichnet, ist eine sichtbare Vergrößerung der Schilddrüse. Häufig ist dies eine Folge von dem gerade erwähnten Jodmangel, er kann aber auch bei anderen Schilddrüsenerkrankungen auftreten, etwa bei einer Schilddrüsenunterfunktion oder bestimmten Entzündungen. Die Schilddrüse wächst, um dem Organismus möglichst viel Hormon bereitzustellen, was jedoch oft nur bedingt erfolgreich ist und langfristig zu einer auffälligen Schwellung am Hals führt. Auch bei Autoimmunerkrankungen wie Hashimoto oder Morbus Basedow kann eine Struma entstehen.

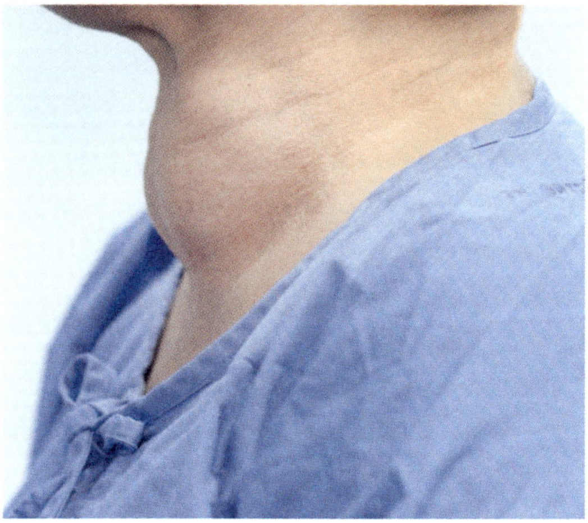

Ein Kropf ist zwar oft unbedenklich, kann aber im Laufe der Zeit Beschwerden verursachen. Er kann auf die Luftröhre drücken und somit das Atmen oder Schlucken erschweren. Wichtig ist daher, frühzeitig gegenzusteuern, auch um eine Beeinträchtigung der umliegenden Gewebestrukturen zu verhindern.

Eine ausgeprägte Kropfbildung lässt sich auch äußerlich sofort erkennen.

KNOTEN UND ZYSTEN

Knoten in der Schilddrüse sind ein weitverbreitetes Phänomen und treten bei vielen Menschen im Laufe ihres Lebens auf. Oft bleiben sie über lange Zeit unbemerkt, da sie keine Beschwerden verursachen und bei einer routinemäßigen Untersuchung zufällig entdeckt werden. Grundsätzlich werden Knoten als »heiße« oder »kalte« Knoten bezeichnet , die sich durch ihre Aktivität im Schilddrüsengewebe unterscheiden.

Heiße Knoten sind überaktive Bereiche in der Schilddrüse, die eigenständig und unabhängig vom regulierenden Einfluss des Hypophysen-Hormons TSH Schilddrüsenhormone produzieren. Diese übermäßige Hormonproduktion kann zu einer Schilddrüsenüberfunktion *(Hyperthyreose)* führen. Typische Symptome sind Herzrasen, Nervosität, Schwitzen, Gewichtsverlust und ein gesteigerter Appetit. Heiße Knoten sind in der Regel gutartig, aber ihre eigenständige Aktivität kann die Hormonbalance empfindlich stören und zu belastenden Symptomen führen.

Kalte Knoten hingegen sind Bereiche in der Schilddrüse, die keine Hormone produzieren und daher funktionell inaktiv sind. Sie bleiben häufig unauffällig, können aber unter Umständen Probleme bereiten. Besonders besorgniserregend ist, dass kalte Knoten ein höheres Risiko bergen, bösartig zu entarten. Daher ist es wichtig, kalte Knoten regelmäßig zu überwachen und gegebenenfalls genauer zu untersuchen.

Neben Knoten treten in der Schilddrüse auch Zysten auf, die flüssigkeitsgefüllte Hohlräume darstellen. Diese sind in der Regel gutartig und verursachen in den meisten Fällen keine Symptome. Dennoch können größere Zysten, ebenso wie größere Knoten, Druck auf die umliegenden Gewebe ausüben und Schluckbeschwerden, ein Engegefühl im Hals oder sichtbare Schwellungen verursachen.

Entstehung von Schilddrüsenknoten

Die Entstehung von Knoten und Zysten in der Schilddrüse kann verschiedene Ursachen haben. Dabei lässt sich in den allermeisten Fällen jedoch nicht der eine Auslöser identifizieren, denn der Körper ist natürlich meist mehreren Faktoren gleichzeitig ausgesetzt, die sich häufig gegenseitig begünstigen oder zumindest ineinandergreifen.

- Jodmangel steht bei der Struma ebenso Pate wie bei der Knotenentstehung. Bei anhaltendem Jodmangel versucht die Schilddrüse, durch Vergrößerung des Gewebes und Bildung von Knoten die Jodaufnahme zu optimieren.
- Die genetische Veranlagung spielt zudem eine bedeutende Rolle. Menschen mit einer familiären Vorgeschichte von Schilddrüsenknoten oder -erkrankungen haben ein höheres Risiko, selbst Knoten zu entwickeln.
- Auch hormonelle Schwankungen, wie sie etwa während der Pubertät, Schwangerschaft oder in den Wechseljahren auftreten, können das Schilddrüsengewebe gleichfalls beeinflussen. Bei einer hormonellen Disbalance sollte also immer gehandelt werden. Genauer gehe ich darauf in Kapitel 6 ab Seite 113 ein.
- Autoimmunerkrankungen wie Hashimoto-Thyreoiditis können die Entstehung von Knoten fördern, da chronische Entzündungen zu einer Umstrukturierung des Schilddrüsengewebes führen können.
- Neben genetischen und biologischen Faktoren spielen auch Umwelteinflüsse und der Lebensstil eine wichtige Rolle. Denn eine Belastung durch Umweltgifte, Rauchen und Stress kann erheblich zur Entstehung von Knoten beitragen.

Diagnose und Überwachung von Knoten

Wenn Schilddrüsenknoten entdeckt werden, ist eine sorgfältige Abklärung entscheidend, insbesondere bei kalten Knoten. Ein wichtiges diagnostisches Verfahren ist beispielsweise die Ultraschalluntersuchung oder Sonografie. Diese Methode ermöglicht eine genaue Darstellung der Größe, Form und Struktur des Knotengewebes.

Eine weitere wichtige diagnostische Methode ist die Szintigrafie, eine Untersuchung aus der Nuklearmedizin. Dabei wird ein schwach radioaktives Nuklid, meist Technetium oder radioaktives Jod, in die Blutbahn injiziert. Dieses Nuklid wird von der Schilddrüse aufgenommen, wobei die Aktivität der Schilddrüsenzellen sichtbar gemacht wird. So lässt sich feststellen, ob ein Knoten »heiß« oder »kalt« ist. Heiße Knoten nehmen vermehrt das Nuklid auf und sind meist hormonell aktiv. Kalte Knoten hingegen speichern kaum oder gar kein Nuklid, sie sind hormonell inaktiv. Die Szintigrafie ist somit eine nützliche Methode, um die Funktion von Schilddrüsenknoten genauer zu bewerten. Bei größeren oder verdächtigen Schilddrüsenknoten kann es notwendig sein, eine Gewebeprobe zu entnehmen, um das Gewebe genauer zu untersuchen und mögliche bösartige Veränderungen festzustellen. Dieser Eingriff erfolgt in der Regel durch eine Feinnadelpunktion, ein minimalinvasives Verfahren. Dabei wird unter Ultraschallkontrolle eine dünne Nadel in den Knoten eingeführt, um eine kleine Menge Gewebe oder Zellen zu entnehmen. Die Verwendung von Ultraschall ermöglicht eine präzise Platzierung der Nadel, wodurch das Risiko von Komplikationen minimiert wird. Das entnommene Material wird anschließend mikroskopisch untersucht, um festzustellen, ob Anzeichen für eine gutartige oder bösartige Veränderung vorliegen. Die Feinnadelpunktion ist ein Verfahren, das in der Regel ambulant durchgeführt wird. Sie liefert entscheidende Informationen, die bei der weiteren Behandlungsplanung eine zentrale Rolle spielen, insbesondere bei der Entscheidung, ob eine Operation notwendig ist oder der Knoten lediglich beobachtet werden sollte.

Wann eine Behandlung notwendig wird

Nicht jeder Schilddrüsenknoten erfordert eine Therapie. Kleine Knoten, die keine Beschwerden verursachen und keine Anzeichen von Bösartigkeit zeigen, können oft einfach beobachtet werden. Regelmäßige Kontrollen sind jedoch wichtig, um Veränderungen frühzeitig zu erkennen.

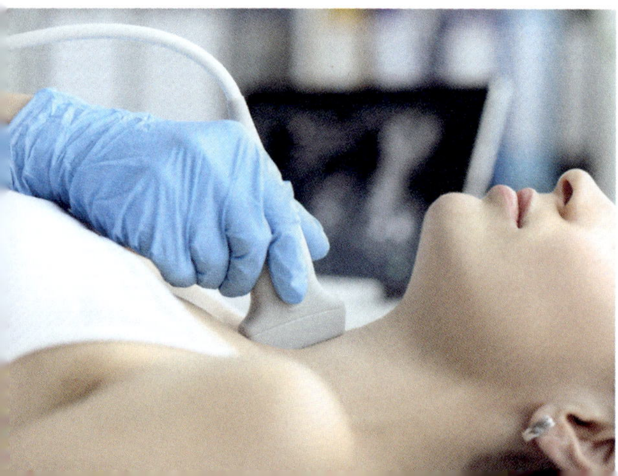

Eine Behandlung wird jedoch notwendig, wenn ein Knoten wächst und die Schilddrüsenfunktion beeinträchtigt, Symptome wie Schluckbeschwerden, Druckgefühl im

Anhand einer Schilddrüsensonografie lassen sich Gewebsveränderungen feststellen.

Hals oder ästhetische Beeinträchtigungen auftreten oder der Verdacht auf eine bösartige Veränderung besteht. Die Behandlungsmöglichkeiten reichen von medikamentöser Therapie über minimalinvasive Verfahren wie die Radiojodtherapie bis hin zu operativen Eingriffen. Die Wahl der Behandlung hängt von der Größe, Aktivität und dem Risikoprofil des Knotens ab.

Durch die hier im Buch vorgestellten Maßnahmen können sich gutartige Knoten aber auch ohne jeglichen therapeutischen Eingriff zurückbilden, bedürfen jedoch selbstverständlich der fachärztlichen Überwachung und Begleitung.

SCHILDDRÜSENTUMORE: SELTEN, ABER ERNST

Schilddrüsentumore sind vergleichsweise selten, stellen jedoch eine ernsthafte medizinische Herausforderung dar und sollten sorgfältig überwacht und behandelt werden. Es gibt unterschiedliche Arten von Tumoren in der Schilddrüse, die sich durch ihr Wachstum, ihre Aggressivität und ihre Prognose unterscheiden. Der häufigste bösartige Tumor ist das papilläre Schilddrüsenkarzinom, das etwa 65 Prozent aller Schilddrüsenkrebsfälle ausmacht.[4] Dieses Karzinom wächst in der Regel langsam und hat, vor allem bei frühzeitiger Diagnose, eine ausgezeichnete Prognose. Es breitet sich meist über die Lymphknoten aus und zeigt dort erste Anzeichen von Metastasenbildung.

An zweiter Stelle steht das follikuläre Schilddrüsenkarzinom, das etwa 25 Prozent der Fälle ausmacht. Auch dieses Karzinom ist oft gut behandelbar, zeigt jedoch ein unterschiedliches Verhalten im Vergleich zum papillären Typ. Es metastasiert seltener in die Lymphknoten, sondern bevorzugt die Blutbahn, wodurch es andere Organe wie die Lunge oder die Knochen befallen kann. Dies kann die Therapie erschweren, weshalb eine engmaschige Kontrolle erforderlich ist.

Wesentlich seltener, aber umso gefährlicher sind das medulläre Schilddrüsenkarzinom und das anaplastische Karzinom. Das medulläre Karzinom macht etwa 5 Prozent der Schilddrüsenkrebsfälle aus und entsteht aus den sogenannten C-Zellen, die das Hormon Calcitonin produzieren.[5] Diese Tumorart hat oft eine genetische Komponente und kann mit anderen endokrinen Tumoren im Rahmen des MEN-2-Syndroms (Multiple Endokrine Neoplasie) auftreten. Aufgrund dieser genetischen Assoziation wird bei der Diagnose häufig eine genetische Untersuchung durchgeführt, um weitere Familienmitglieder zu schützen.

Das anaplastische Karzinom ist die seltenste, aber auch aggressivste Form von Schilddrüsenkrebs. Es wächst extrem schnell, infiltriert das umliegende Gewebe und metastasiert frühzeitig in entfernte Organe. Aufgrund seines raschen Fortschreitens und der oft späten Diagnose ist die Prognose äußerst schlecht. Die Therapie ist hier besonders herausfordernd und umfasst oft eine Kombination aus Operation, Strahlentherapie und Chemotherapie.

Neben diesen primären Tumorarten gibt es auch seltenere Formen von Schilddrüsentumoren. Dazu gehören Sarkome, die aus dem Bindegewebe der Schilddrüse entstehen, sowie Lymphome, die in der Schilddrüse lokalisiert sein können, jedoch aus dem lymphatischen Gewebe stammen. Zudem können sich Metastasen anderer Krebsarten, wie etwa vom Nierenzellkarzinom, in der Schilddrüse ansiedeln. Diese metastasierten Tumore sind jedoch äußerst selten und erfordern eine spezifische Therapie, die sich an der ursprünglichen Krebsart orientiert.

Diagnose und Überwachung von Tumoren

Die Diagnose eines Schilddrüsentumors erfolgt typischerweise durch mehrere Untersuchungen und gleicht der Diagnostik der Knoten. Der Ultraschall ist dabei das wichtigste bildgebende Verfahren, um die Binnenechostruktur des Tumors zu analysieren und den Tumor in seiner Größe, Form, Begrenzung und Durchblutung genau zu beurteilen. Die Szintigrafie hilft bei der Unterscheidung zwischen heißen und kalten Knoten, also hormonaktiveren und -inaktiveren Geweben. Die endgültige Diagnose wird meist durch eine Feinnadelbiopsie gestellt. Hierbei wird eine kleine Gewebeprobe aus dem verdächtigen Bereich entnommen und histologisch untersucht, um die Art des Tumors zu bestimmen.

Neben der Gewebediagnostik werden auch Blutuntersuchungen durchgeführt, um Tumormarker wie Calcitonin oder Thyreoglobulin zu messen. Calcitonin ist besonders beim medullären Schilddrüsenkarzinom ein wichtiger Marker, während Thyreoglobulin im Anschluss an eine Schilddrüsenoperation als Verlaufsparameter dient. Diese Laborwerte helfen nicht nur bei der Diagnosestellung, sondern auch bei der Überwachung des Krankheitsverlaufs.

Die Behandlung von Schilddrüsentumoren hängt von der Tumorart, der Größe, dem Vorliegen von Metastasen und dem Allgemeinzustand der Betroffenen ab. Der häufigste Therapieansatz ist eine Operation, bei der die Schilddrüse teilweise oder vollständig entfernt wird. Diese wird oft mit einer Radiojodtherapie kombiniert, um verbleibendes Schilddrüsengewebe oder mikroskopisch kleine Metastasen zu zerstören. Bei aggressiveren Tumoren wie dem anaplastischen Karzinom kommen zusätzlich Strahlentherapie und Chemotherapie zum Einsatz.

Bei der Behandlung von Tumoren ist die interdisziplinäre Zusammenarbeit der Fachbereiche Endokrinologie, Onkologie, Nuklearmedizin und Chirurgie besonders wichtig, um eine möglichst optimale Therapie sicherzustellen.

VON SCHMERZHAFT BIS »SILENT«

Schilddrüsenentzündungen können in ihrer Ausprägung und ihren Symptomen stark variieren. Sie reichen von akuten, schmerzhaften Entzündungen bis hin zu still verlaufenden Varianten, die häufig unbemerkt bleiben und erst spät diagnostiziert werden. Dabei beeinflussen sie nicht nur die Schilddrüse selbst, sondern oft auch das allgemeine Wohlbefinden.

Eine der bekanntesten akuten Formen ist die Thyreoiditis de Quervain, die meist durch eine Virusinfektion ausgelöst wird. Diese entzündliche Erkrankung verursacht starke Halsschmerzen, die oft in den Kiefer oder die Ohren ausstrahlen, sowie Fieber und eine vorübergehende Schilddrüsenüberfunktion. Die Betroffenen leiden unter Symptomen wie Herzrasen, Nervosität, vermehrtem Schwitzen und Gewichtsverlust, fühlen sich jedoch gleichzeitig erschöpft und abgeschlagen. Typisch ist eine stark geschwollene, hochempfindliche Schilddrüse, die bereits bei leichter Berührung Schmerzen verursacht. Die Krankheit verläuft häufig in Phasen: Nach der Überfunktion folgt oft eine vorübergehende Schilddrüsenunterfunktion, bevor sich die Funktion wieder normalisiert.

Daneben gibt es die sogenannte Silent Thyroiditis, eine stille und schmerzfreie Form der Schilddrüsenentzündung, die häufig aufgrund ihrer Symptomarmut übersehen wird. Diese Form tritt meist schubweise auf und bleibt auch deshalb oft unerkannt, da die Symptome unspezifisch sind. Müdigkeit, Konzentrationsprobleme, Haarausfall oder Gewichtszunahme gehören zu den häufigsten Anzeichen, doch viele Betroffene bringen diese Beschwerden nicht sofort mit der Schilddrüse in Verbindung. Charakteristisch für die Silent Thyroiditis ist, dass sie in einigen Fällen von selbst abheilt, in anderen jedoch chronisch werden und eine dauerhafte Schilddrüsenunterfunktion *(Hypothyreose)* nach sich ziehen kann. Diese schleichende Entwicklung erfordert eine regelmäßige Überwachung der Schilddrüsenwerte, um frühzeitig gegenzusteuern.

Eine besonders gefährliche Variante ist die eitrige Thyreoiditis, die durch eine bakterielle Infektion ausgelöst wird. Diese Form der Entzündung ist äußerst selten, aber medizinisch ein Notfall. Betroffene leiden unter hochgradigem Fieber, starken Schmerzen und einer geröteten, überwärmten Schwellung im Bereich der Schilddrüse. Diese Form der Thyreoiditis erfordert eine sofortige Behandlung mit Antibiotika und gegebenenfalls einen chirurgischen Eingriff, um die Infektion einzudämmen und die Ausbreitung auf umliegendes Gewebe oder andere Organe zu verhindern. Unbehandelt besteht die Gefahr einer schweren Blutvergiftung (Sepsis).

Eine weitere wichtige Form ist die postpartale Thyreoiditis, also eine Schilddrüsenentzündung, die nach der Geburt auftreten kann. Diese Autoimmunerkrankung betrifft etwa sieben Prozent der Frauen und zeigt sich oft zunächst durch eine Schilddrüsenüberfunktion, gefolgt von einer Unterfunktion.[6, 7] Hormonelle Veränderungen nach der Schwangerschaft spielen hier eine zentrale Rolle, und die Symptome – wie Erschöpfung, depressive Verstimmungen und Haarausfall – werden oft fälschlicherweise als typische Beschwerden nach einer Geburt abgetan, was die Diagnose erschwert.

Auch die chronische Hashimoto-Thyreoiditis, eine der häufigsten Autoimmunerkrankungen der Schilddrüse, kann als Form der Schilddrüsenentzündung betrachtet werden. Hier richtet sich das Immunsystem dauerhaft gegen das Schilddrüsengewebe, was zu einer schleichenden Zerstörung der Schilddrüse führt. Während die Erkrankung anfangs symptomarm verläuft, treten später typische Zeichen einer Unterfunktion auf, wie Gewichtszunahme, Kälteempfindlichkeit und trockene Haut.

Die Diagnose von Schilddrüsenentzündungen erfordert eine Kombination aus verschiedenen Untersuchungsmethoden. Der Ultraschall hilft, strukturelle Veränderungen der Schilddrüse wie Schwellungen oder Knoten sichtbar zu machen. Bluttests sind essenziell, um die Schilddrüsenhormone (T3 und T4), den TSH-Wert sowie Entzündungsmarker wie beispielsweise den CRP-Wert (C-reaktives Protein) zu überprüfen. Bei Verdacht auf eine Autoimmunerkrankung werden Antikörper wie TPO-AK (Thyreoperoxidase-Antikörper) oder Thyreoglobulin-Antikörper bestimmt.

Behandlung von Schilddrüsenentzündungen

Die Behandlung hängt von der Art der Entzündung ab. Akute, durch Viren verursachte Entzündungen wie die Thyreoiditis de Quervain werden häufig symptomatisch mit entzündungshemmenden Medikamenten wie Ibuprofen behandelt. In schwereren Fällen kommen Kortikosteroide zum Einsatz, um die Entzündung und die Schmerzen zu lindern. Für bakterielle Thyreoiditiden sind Antibiotika unverzichtbar, während bei stillen oder chronischen Entzündungen oft eine langfristige hormonelle Unterstützung mit Schilddrüsenhormonen notwendig ist, um die Funktion der Schilddrüse zu ersetzen.

Regelmäßige Kontrollen und ein achtsamer Umgang mit möglichen Symptomen sind entscheidend, insbesondere bei schmerzfreien Entzündungen. Häufig bleibt eine Schilddrüsenentzündung lange Zeit unerkannt, was das Risiko für Spätfolgen erhöht.

WENN DER KÖRPER DIE SCHILDDRÜSE ANGREIFT

Die Schilddrüse ist ein insgesamt recht widerstandsfähiges Organ – und doch gibt es eine Kategorie von Erkrankungen, bei denen der eigentliche »Beschützer« der Schilddrüse, das Immunsystem, zu ihrem größten Feind wird: Autoimmunerkrankungen. Bei diesen Erkrankungen richtet sich das Immunsystem fälschlicherweise gegen die Schilddrüse und schädigt das Gewebe. Das kann entweder dazu führen, dass die Schilddrüse überaktiv wird, oder dazu, dass sie immer weniger Hormone produziert und schließlich in eine Unterfunktion gerät. Zwei der bekanntesten Autoimmunerkrankungen der Schilddrüse sind die Hashimoto-Thyreoiditis und Morbus Basedow, während die sehr seltene Riedel-Struma einen Sonderfall darstellt.

Hashimoto-Thyreoiditis

Die Hashimoto-Thyreoiditis ist die häufigste Autoimmunerkrankung der Schilddrüse und betrifft vor allem Frauen. Benannt wurde die Krankheit nach dem japanischen Arzt Hakaru Hashimoto, der sie 1912 als Erster beschrieb.

Schätzungen zufolge ist etwa jede zehnte Frau im Laufe ihres Lebens davon betroffen. Bei Hashimoto greift das Immunsystem das Schilddrüsengewebe an, was zu einer chronischen Entzündung führt. Diese Entzündung zerstört nach und nach die Schilddrüsenzellen, wodurch die Hormonproduktion abnimmt – das Endstadium ist häufig eine dauerhafte Schilddrüsenunterfunktion.

Hashimoto wird oft erst spät erkannt, weil die Symptome unspezifisch sind und sich schleichend entwickeln. Typische Anzeichen sind chronische Müdigkeit, Gewichtszunahme, depressive Verstimmungen, Haarausfall, Kälteempfindlichkeit und Verdauungsprobleme. Interessanterweise treten in den Anfangsphasen der Erkrankung manchmal sogar Überfunktionssymptome wie Herzrasen und Nervosität auf, bevor die Unterfunktion einsetzt.

Warum das Immunsystem bei Hashimoto fehlgeleitet wird, ist noch nicht vollständig geklärt. Genetische Veranlagung, Stress, Infektionen (beispielsweise mit dem Epstein-Barr-Virus) und Umweltfaktoren wie Toxine oder Jod- beziehungsweise Selenmangel spielen eine Rolle. Später erfährst du mehr über Hashimoto (ab Seite 91) – welche Untersuchungen notwendig sind, welche Werte wirklich aussagekräftig sind, welche Symptome besonders typisch sind und wie man die Erkrankung durch Ernährung, Lifestyle und gegebenenfalls medikamentöse Therapie in den Griff bekommt.

Morbus Basedow

Im Gegensatz zu Hashimoto, das meist zu einer Unterfunktion führt, bewirkt Morbus Basedow das Gegenteil: eine Überfunktion der Schilddrüse. Im deutschen Sprachraum wurde die Krankheit erstmals im Jahr 1840 von Carl Adolph von Basedow benannt. Bei dieser Erkrankung produziert das Immunsystem Antikörper, welche die Schilddrüse dazu bringen, unkontrolliert Hormone auszuschütten. Das Ergebnis ist ein chronisch überaktiver Stoffwechsel, der den Körper auf Hochtouren laufen lässt.

Typische Symptome von Morbus Basedow sind Herzrasen, Zittern, Schwitzen, Gewichtsverlust trotz gesteigertem Appetit, innere Unruhe und Schlaflosigkeit. Auch die Augen können betroffen sein – ein auffälliges Merkmal sind hervortretende Augen (Exophthalmus), die durch eine entzündliche Schwellung im Augenbereich verursacht werden. Diese »Basedow-Augen« treten allerdings nicht bei allen Betroffenen auf.

Die genaue Ursache von Morbus Basedow ist, ähnlich wie bei Hashimoto, noch nicht vollständig geklärt. Auch hier spielen genetische Faktoren und Stress eine große Rolle.

Interessanterweise können beide Erkrankungen bei ein und derselben Person auftreten – dabei wechseln sich Phasen von Über- und Unterfunktion ab.

Die schulmedizinische Behandlung von Morbus Basedow zielt darauf ab, die Schilddrüsenüberfunktion zu kontrollieren und den Stoffwechsel zu beruhigen. Hier kommen Medikamente, Radiojodtherapie oder in schweren Fällen eine operative Entfernung der Schilddrüse zum Einsatz. Der ganzheitliche Behandlungsansatz umfasst dagegen eine Ernährungstransformation, eine Anpassung der Lebensstilfaktoren, Heilkräuteranwendungen und physikalische Maßnahmen, die mitunter die Erkrankung in die Remission und die Betroffenen vor einer Operation bewahren können.

Riedel-Struma

Die Riedel-Struma ist eine außerordentlich seltene Form der Schilddrüsenentzündung, die sich grundlegend von Hashimoto und Morbus Basedow unterscheidet. Bei dieser Erkrankung wird das Schilddrüsengewebe durch fibrotisches (narbenähnliches) Gewebe ersetzt, was die Schilddrüse hart und unbeweglich macht. Der Hals kann sichtbar anschwellen, und es können Beschwerden wie Schluckprobleme oder Atemnot auftreten, wenn das verhärtete Gewebe auf die Luftröhre drückt.

Die genauen Ursachen der Riedel-Struma sind unbekannt, und sie wird oft erst spät erkannt, weil sie so selten ist. Eine Diagnose erfordert in der Regel eine Gewebeprobe, da die Symptome auch mit anderen Schilddrüsenerkrankungen verwechselt werden können. Die Therapie ist schwierig und umfasst oft eine Operation, um den Druck auf die umliegenden Strukturen zu lindern.

Auch wenn die Riedel-Struma eine Seltenheit ist, zeigt sie uns, wie facettenreich und komplex Schilddrüsenerkrankungen sein können. Deshalb ist es wichtig, aufmerksam zu sein und die richtigen Schritte zur Diagnostik und Behandlung seltener Erkrankungen zu kennen.

4

ERKENNEN, WAS **SCHIEFLÄUFT**

DER ERSTE SCHRITT: DIE ANAMNESE

Alles beginnt mit einem ausführlichen Gespräch, bei dem deine Ärztin oder dein Arzt die Weichen für die weiteren Untersuchungen stellt. Typische Fragen betreffen Symptome wie Müdigkeit, Haarausfall, Gewichtszunahme oder -verlust, Kälteempfindlichkeit oder Nervosität. Aber auch solche Details wie deine Ernährungsgewohnheiten, Stresslevel und familiäre Vorbelastungen spielen eine Rolle. Gibt es Schilddrüsenerkrankungen in deiner Familie? Warst du in letzter Zeit besonders erschöpft oder gereizt? Wie wohl fühlst du dich aktuell in deiner Beziehung und auf deiner Arbeitsstelle? Gibt es Spannungen in deinem näheren Umfeld? Hast du kürzlich oder vor längerer Zeit eine EBV-Infektion durchgemacht? Dieses Gespräch hilft, sich ein erstes Bild zu machen, das später durch Untersuchungen ergänzt wird.

Körperliche Untersuchung: abtasten und hinschauen

Hier ist Fingerspitzengefühl gefragt! Denn beim vorsichtigen Abtasten der Schilddrüse soll ihre ungefähre Größe, Form und Struktur beurteilt werden. Auch Besonderheiten wie Knoten, Verhärtungen oder eine mögliche Schwellung am Hals können hierbei getastet werden. Auch wird dabei gleich die Verschieblichkeit der Schilddrüse geprüft. Sie sollte sich möglichst mit dem Schluckvorgang bewegen. Eine mit der Umgebung verbackene Schilddrüse legt den Verdacht auf eine tumoröse Erkrankung nahe. Schon diese einfache Methode liefert wertvolle Informationen über deine Schilddrüse.

Auch der allgemeine Eindruck spielt eine Rolle: Wie feucht oder trocken, rein oder unrein ist die Haut, wie schnell der Puls, wie hoch oder wie niedrig der Blutdruck? Glänzen die Haare oder sind sie trocken und stumpf? Und sogar die Augen können verraten, ob mit der Schilddrüse noch alles in Ordnung ist oder nicht. Wenn du dich an den Morbus Basedow erinnerst: Hier kommt es mitunter zum sogenannten Exophthalmus, also der Vorwölbung der Augäpfel, was den geübten Diagnostiker direkt an eine Schilddrüsenüberfunktion denken lässt.

Laborwerte: Geheimcodes der Schilddrüse

Weiter geht es mit dem Blick ins Blut – hier zeigt sich, wie die Schilddrüse wirklich arbeitet. Folgende Werte stehen im Fokus: TSH, fT3, fT4, Schilddrüsenantikörper, Jod, Ferritin, Vitamin D und Selen.

Die Einheiten

Die in den nachfolgenden Tabellen genannten Werte werden in diesen unterschiedlichen Einheiten gemessen:

- mU/l: Milli-Units pro Liter
- ng/dl: Nanogramm pro Deziliter
- pg/ml: Pikogramm pro Milliliter
- IU/ml: Internationale Einheiten (International Unit) pro Milliliter
- µg/l: Mikrogramm pro Liter

TSH – Steuerhormon der Schilddrüse

Das schilddrüsenstimulierende Hormon (TSH) wird in der Hypophyse (Hirnanhangsdrüse) gebildet und reguliert die Aktivität der Schilddrüse. Ein hoher TSH-Wert zeigt an, dass die Schilddrüse nicht genügend Hormone produziert (Unterfunktion), während ein niedriger Wert auf eine Überfunktion hindeutet.

	Referenzbereich	Optimalbereich	Bedeutung	
			niedrig	hoch
TSH	0,4–4,0 mU/l	0,5–2,0 mU/l bei Schilddrüsengesunden; bei Personen mit Hashimoto wird oft > 0,8–1,5 mU/l angestrebt	deutet auf eine Überfunktion oder ein zentrales Problem (zum Beispiel in der Hypophyse) hin	Hinweis auf eine Unterfunktion

fT3 und fT4 – die aktiven Schilddrüsenhormone

Die Hormone Trijodthyronin (T3) und Thyroxin (T4) werden von der Schilddrüse produziert. Der größte Teil zirkuliert im Blut an Eiweiße gebunden, aber nur die freien Formen (fT3 und fT4) sind biologisch aktiv und können in den Zellen wirken. Das sind auch die Schilddrüsenhormone, die labormedizinisch gemessen werden.

	Referenzbereich	Optimalbereich	Bedeutung	
			niedrig	hoch
fT4	0,8–1,8 ng/dl	1,1–1,5 ng/dl	Hinweis auf Schilddrüsenunterfunktion	deutet auf eine Schilddrüsenüberfunktion hin (erkrankungsbedingt oder durch eine Medikamentenüberdosierung)
fT3	2,0–4,4 pg/ml	3,2–4,0 pg/ml	kann auf eine Konversionsstörung hindeuten, bei der T4 nicht ausreichend in T3 umgewandelt wird; häufig bei Hashimoto oder bei Nährstoffmängeln wie z. B. Selen und Zink	

Schilddrüsenantikörper – Spur der Autoimmunerkrankungen

Antikörper sind spezialisierte Proteine, die vom Immunsystem gebildet werden, um fremde Substanzen zu bekämpfen. Bei Autoimmunerkrankungen wie Hashimoto oder Morbus Basedow richtet sich das Immunsystem jedoch gegen das eigene Schilddrüsengewebe.

	Referen = gesunder Zielbereich	Bedeutung erhöhter Antikörperwerte
TPO-Antikörper	< 35 IU/ml	kann auf Hashimoto hinweisen, auch wenn die Erkrankung (noch) symptomfrei ist; oft sind genau diese erhöhten Antikörper ein Frühwarnsignal und bereits Jahre vor der eigentlichen Diagnose erhöht
TRAK	< 1,5 IU/ml	typisch für Morbus Basedow
TG-Antikörper	< 115 IU/ml	kann auf Hashimoto oder Schilddrüsenkrebs hindeuten

Mikronährstoffe – Basis für eine gesunde Schilddrüse

Die Schilddrüse ist auf eine ausreichende Versorgung mit bestimmten Mikronährstoffen angewiesen. Ein Mangel an diesen Nährstoffen kann die Schilddrüsenhormonproduktion beeinträchtigen und Beschwerden wie Müdigkeit, Haarausfall und eine gestörte Stoffwechselregulation verursachen.

	Referenzbereich	Optimalbereich	Bedeutung	
			niedrig	hoch
Jod	100–199 µg/l (im Urin)	120–180 µg/l	kann eine Schilddrüsenunterfunktion begünstigen	kann aufgrund erhöhter Jodzufuhr Autoimmunreaktionen wie Hashimoto verstärken und zu Krankheitsschüben führen
Ferritin	30–300 ng/ml	90–110 ng/ml	beeinträchtigt die Schilddrüsenhormonproduktion und ist häufig mit Müdigkeit und Haarausfall verbunden	Infektionen, Hämochromatose (Eisenspeicherkrankheit), Schilddrüsenüberfunktion, Lebererkrankungen (Hepatitis) und vieles andere mehr
Vitamin D	20–50 ng/ml	40–60 ng/ml	kann Entzündungsprozesse in der Schilddrüse verstärken	Verursacht durch eine überhöhte medikamentöse Zufuhr. Die Vitamin-D-Dosierung sollte stets bedarfsgerecht sein. Infolge erhöhter Zufuhr: Dauerhaft erhöht kann es zur Hyperkalzämie, Kalziumablagerungen im Gewebe, Nierensteinen und anderem führen

	Referenz-bereich	Optimal-bereich	Bedeutung	
			niedrig	hoch
Selen	50–120 µg/l (im Serum) 73–165 µg/l (im Vollblut)	90–120 µg/l 120–140 µg/l	das Schild-drüsengewebe ist oxidativem Stress aus-gesetzt; die Umwandlung des inaktiven T4 in das aktive T3-Hormon wird gehemmt	Erhöhte Zufuhr (>400 µg/Tag über längere Zeit) kann zur Selenose mit metallischem Geschmack im Mund, Knoblauch-geruch des Atems, Übelkeit, Erbrechen, Magen-Darm-Beschwerden, Müdigkeit, Reiz-barkeit oder leichtem Zittern (Tremor) führen.

Was sagen die Werte aus?

Die Interpretation der Laborwerte ist komplex, da sie immer im Kontext mit deinen Symptomen und weiteren Untersuchungen betrachtet werden müssen. Werte im Referenzbereich schließen nicht immer eine Erkrankung aus, insbesondere bei Hashimoto oder Morbus Basedow. Hier sind die Optimalwerte entscheidend, um die Schilddrüsenfunktion optimal einzuschätzen. Die Blutwerte sind ein Schlüssel, der nicht nur die Funktion deiner Schilddrüse offenbart, sondern auch ein klares Bild deines gesamten Stoffwechsels zeichnet. Ob TSH, fT3, fT4 oder Mikronährstoffe – die detaillierte Analyse hilft, die Ursache deiner Beschwerden zu finden und eine gezielte Therapie zu planen. In den nächsten Kapiteln erfährst du, wie du deine Werte optimieren kannst und welche Rolle Ernährung, Nährstoffe und Medikamente dabei spielen.

BILDGEBUNG

Neben Anamnese und Labor bildet die bildgebende Untersuchung die dritte Säule der Diagnostik. In den vorhergehenden Kapiteln hast du bereits bildgebende Verfahren wie Ultraschall und Szintigrafie kennengelernt, ebenso die Feinnadelpunktion. Was bislang noch ausgeklammert wurde, sind Verfahren wie die Computertomografie (CT) und die Magnetresonanztomografie (MRT). Diese kommen seltener zum Einsatz, meist nur bei unklaren Befunden, Verdacht auf Tumore oder bei Ursachenforschung im Schädelbereich, wie zum Beispiel der Nachweis oder Ausschluss eines Hypophysentumors.

Daneben gibt es weitere Testverfahren wie die Herzdiagnostik. Denn wenn die Schilddrüse eine Über- oder Unterfunktion entwickelt, dann hat das nicht nur Auswirkungen auf den Stoffwechsel, sondern auch auf zentrale Organe wie das Herz und das Gehirn. Oft reichen die Standarduntersuchungen wie Bluttests und Schilddrüsenultraschall nicht aus, um die Ursachen und Auswirkungen von Schilddrüsenproblemen vollständig zu erfassen. Zusätzliche Tests helfen daher dabei, die Verbindung zwischen Schilddrüse und anderen Organen genauer zu verstehen und spezifische Probleme zu erkennen.

Herzdiagnostik: Verfahren bei Schilddrüsenerkrankungen

Eine Schilddrüsenüberfunktion bringt den Stoffwechsel auf Hochtouren – und das gilt auch für das Herz. Die Schilddrüsenhormone T3 und T4 haben direkten Einfluss auf die Herzfrequenz, den Herzrhythmus und die Kontraktionskraft des Herzmuskels. Bei einer Überfunktion wird das Herz übermäßig stimuliert, was zu Symptomen wie Herzrasen *(Tachykardie)*, Herzrhythmusstörungen oder einem beschleunigten Puls in Ruhe führt. Ein unangenehmes »Herzstolpern« oder ein Druckgefühl in der Brust kann aber auch bei einer Schilddrüsenunterfunktion auftreten.

Zur Diagnostik etwaiger Herzerkrankungen kommen verschiedene Verfahren zum Einsatz:

- **EKG (Elektrokardiogramm):** Mit dieser einfachen, nicht-invasiven Methode wird die elektrische Aktivität des Herzens gemessen. Ein beschleunigter Sinusrhythmus oder Rhythmusstörungen können hier schnell erkannt werden.

- **Langzeit-EKG:** Bei unregelmäßig auftretenden Symptomen wird ein Langzeit-EKG über 24 bis 48 Stunden oder sogar länger durchgeführt. So können auch sporadische Rhythmusstörungen dokumentiert werden, die in einer einmaligen Messung möglicherweise unentdeckt bleiben.
- **Echokardiografie (Herzultraschall):** Dieses bildgebende Verfahren gibt detaillierte Informationen über die Funktion und Struktur des Herzens. Es zeigt, ob die Schilddrüsenüberfunktion bereits zu einer Herzmuskelverdickung, Herzklappenproblemen oder einer eingeschränkten Herzleistung geführt hat.
- **Belastungs-EKG:** Bei Verdacht auf eine Beeinträchtigung der Herzleistung wird das Herz unter kontrollierter körperlicher Belastung untersucht. Dies hilft, versteckte Rhythmusstörungen oder eine eingeschränkte Belastbarkeit des Herzens aufzudecken.

Einfluss einer Schilddrüsenunterfunktion auf das Herz

Eine Schilddrüsenunterfunktion beeinflusst das Herz-Kreislauf-System ebenfalls, allerdings etwas anders als die Überfunktion. Der Mangel an Schilddrüsenhormonen bremst den Stoffwechsel, was weitreichende Folgen hat. Es kann zur Ausbildung eines langsamen Herzschlags von weniger als 60 Schlägen pro Minute (Bradykardie) kommen, was die Belastbarkeit im Alltag erheblich reduziert – selbst eine moderate Anstrengung wird dann zur Herausforderung. Auch ein erniedrigter Blutdruck ist eine typische Begleiterscheinung (Blutdruckwerte von circa 110 bis 100/60 mmHg (Millimeter Quecksilbersäule) und darunter), was sich durch Schwindel oder kalte Hände und Füße bemerkbar machen kann.

Darüber hinaus leidet die Pumpkraft des Herzens: Das Herz arbeitet weniger effizient, was zu einem Gefühl von Schwäche und Müdigkeit führt, das viele Betroffene belastet. Doch damit nicht genug: Die Hypothyreose geht oft mit erhöhten Cholesterinwerten einher. Da die Schilddrüse eine Schlüsselrolle im Fettstoffwechsel spielt, kann ein Hormonmangel dazu führen, dass das »schlechte« LDL-Cholesterin steigt, während das »gute« HDL-Cholesterin stagniert. Diese Disbalance erhöht das Risiko für Arteriosklerose und Folgeerkrankungen wie Herzinfarkte und Schlaganfälle erheblich. Besonders tückisch ist, dass Betroffene diese Veränderungen häufig erst bemerken, wenn sie bereits fortgeschritten sind.

In schweren Fällen kann es sogar zu einem sogenannten Perikarderguss kommen. Hierbei sammelt sich Flüssigkeit im Herzbeutel, was die Herzfunktion zusätzlich beeinträchtigt. Diese Komplikation lässt sich durch bildgebende Verfahren wie Ultraschall diagnostizieren, bleibt jedoch im Alltag oft lange unentdeckt, da die Symptome unspezifisch sein können und sich meist schleichend entwickeln.

HYPOPHYSE UND HYPOTHALAMUS

Die Schilddrüse ist wie ein gut funktionierender Motor – aber was, wenn das übergeordnete Steuerungssystem ausfällt? Hier kommen zwei zentrale Spieler dazu: die Hypophyse, auch bekannt als Hirnanhangsdrüse, und der Hypothalamus, das Kontrollzentrum im Gehirn. Gemeinsam bilden sie eine mächtige Achse, die nicht nur die Schilddrüse, sondern den gesamten Hormonhaushalt lenkt. Wenn eine Störung in diesem fein abgestimmten System auftritt, kann das den ganzen Körper durcheinanderbringen – manchmal subtil, oft aber mit dramatischen Konsequenzen.

Die Hypophyse: »Vorgesetzte« der Schilddrüse

Die Hypophyse ist ein kleines, etwa erbsengroßes Organ mit enormer Bedeutung für den gesamten Körper. Sie sitzt gut geschützt an einer zentralen Stelle im Gehirn: in der sogenannten *Sella turcica*, einer knöchernen Vertiefung der Schädelbasis. Diese liegt hinter der Nasenwurzel und fast direkt oberhalb der Nasen- und Keilbeinhöhle, was sie vor äußeren Einflüssen schützt. Dennoch ist diese Lage auch eine Schwachstelle.

Schon kleine Veränderungen wie ein Tumor, eine Blutung oder eine Entzündung können auf benachbarte Strukturen drücken und erhebliche Symptome hervorrufen.

Die enge Nachbarschaft der Hypophyse zu wichtigen Strukturen im Gehirn macht dieses Gewebe sehr anfällig für Störungen. Besonders der Sehnerv und die Sehnervenkreuzung *(Chiasma opticum)* liegen in unmittelbarer Nähe. Daher führt ein wachsender Tumor in der Hypophyse (zum Beispiel ein Hypophysenadenom) häufig zu Sehstörungen. Diese reichen von unscharfem Sehen bis hin zu Gesichtsfeldausfällen, die bei Nichtbehandlung irreversibel sein können. Auch die Nerven, welche die Bewegungen der Augen steuern, können betroffen sein, was zu Doppelbildern oder eingeschränkter Augenbeweglichkeit führt.

Die Hypophyse ist nicht nur ein Organ, sondern ein zentrales Steuerzentrum für den gesamten Hormonhaushalt des Körpers. Sie produziert eine Vielzahl an Hormonen, die auf verschiedene Zielorgane wirken. Eines ihrer Schlüsselhormone ist das TSH (Thyreoidea-stimulierendes Hormon). Dieses Hormon sendet ein Signal an die Schilddrüse und regt sie an, die Hormone T3 und T4 zu produzieren. Diese wiederum beeinflussen den Stoffwechsel, die Energieproduktion und zahlreiche weitere Körperfunktionen. Ohne diese »Anweisung« der Hypophyse bleibt die Schilddrüse inaktiv, und der Stoffwechsel gerät ins Stocken.

Eine Fehlfunktion der Hypophyse kann den gesamten Körper aus der Balance bringen. Die Ursachen hierfür sind vielfältig. Eine Einblutung oder ein Hypophysenadenom, ein meist gutartiger Tumor, können durch Verdrängungseffekte die TSH-Produktion beeinflussen. Dies führt oft zu einer Schilddrüsenunterfunktion, bei der Symptome wie Müdigkeit, Gewichtszunahme, Kälteempfindlichkeit und Haarausfall auftreten. Ebenso gefährlich ist eine Unterfunktion der gesamten Hypophyse *(Hypopituitarismus)*, bei der die Produktion mehrerer Hormone gestört ist.

Die Hypophyse steuert nicht nur die Schilddrüse, sondern zahlreiche andere Hormonsysteme. Zu den von ihr regulierten Hormonen gehören:

- **ACTH (Adrenocorticotropes Hormon):** Dieses Hormon regt die Nebennieren an, Cortisol zu produzieren, das für den Stressabbau, den Blutzuckerspiegel und den Blutdruck entscheidend ist. Eine Unterfunktion kann zu lebensgefährlichen Zuständen wie einer Addison-Krise führen.
- **LH (Luteinisierendes Hormon) und FSH (Follikelstimulierendes Hormon):** Diese Hormone steuern die Geschlechtsorgane. Störungen können Unfruchtbarkeit, Zyklusprobleme oder Libidoverlust verursachen.
- **Prolaktin:** Es reguliert die Milchproduktion in der Stillzeit. Ein Überschuss durch ein Prolaktinom kann Zyklusstörungen oder bei Männern eine Abnahme der Libido hervorrufen.
- **Wachstumshormon:** Dieses Hormon ist für das Wachstum und die Zellregeneration essenziell. Störungen führen bei Kindern zu Wachstumsstörungen und bei Erwachsenen zu Symptomen wie Muskelschwäche und Fettansammlungen.
- **ADH (Antidiuretisches Hormon) und Oxytocin:** Sie werden im Hypophysenhinterlappen gespeichert und regulieren die Flüssigkeitsbilanz beziehungsweise beeinflussen soziale Bindungen und Geburtsvorgänge.

Die zentrale Rolle der Hypophyse macht deutlich, wie gravierend ihre Erkrankungen sein können. Bereits kleinste Veränderungen können eine Kaskade von Symptomen und systemischen Störungen hervorrufen, die eine gezielte Diagnose und Therapie erfordern.

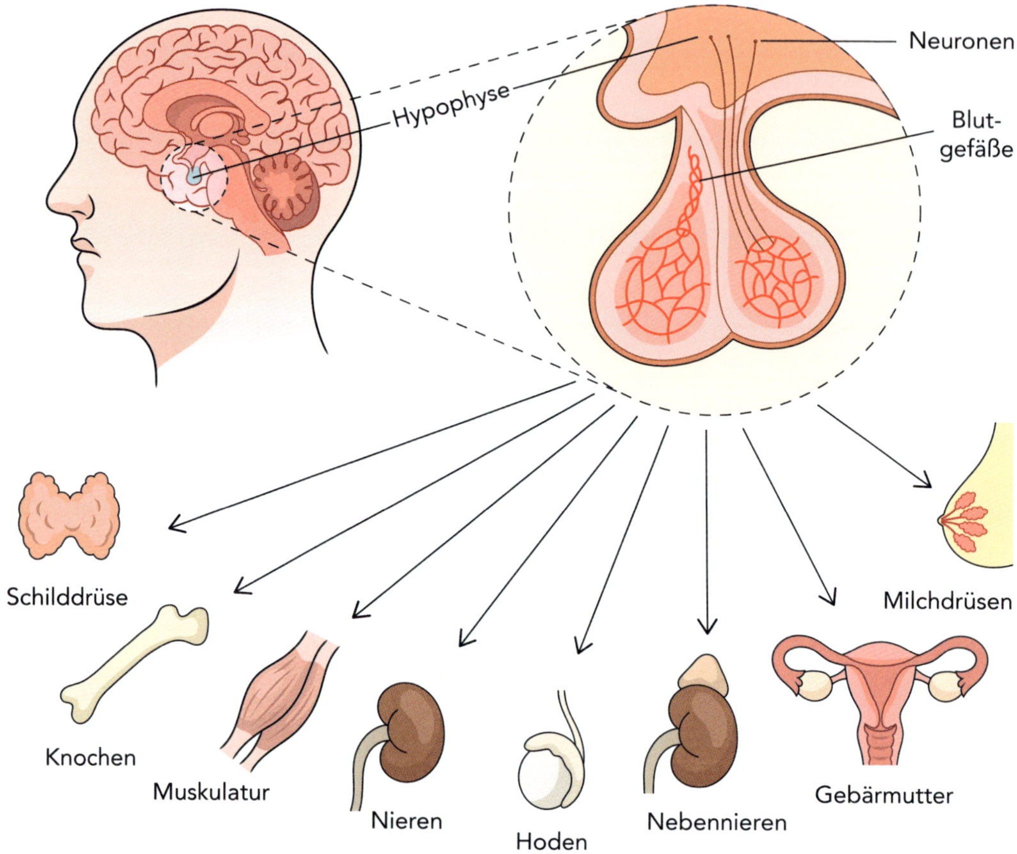

Die Hypophyse ist bloß so groß wie eine Erbse, hat aber einen enormen Einfluss auf nahezu alle Organ und Systeme im Körper.

Der Hypothalamus: stiller Regisseur im Hintergrund

Der Hypothalamus produziert das TRH *(Thyreotropin-Releasing-Hormon)*, das die Hypophyse zur Produktion von TSH anregt. Störungen im Hypothalamus sind seltener, aber nicht weniger bedeutsam. Sie können die gesamte Steuerkette lahmlegen und so den Hormonhaushalt von der obersten Ebene aus stören.

Die Ursachen für eine mögliche Störung des Hypothalamus sind vielfältig: von chronischem Stress über Entzündungen bis hin zu strukturellen Schäden. Besonders hinterlistig: Die Symptome sind oft unspezifisch und reichen von chronischer Müdigkeit bis zu Stimmungsschwankungen, was die Diagnose zu einer Herausforderung machen kann.

So wird die Steuerzentrale geprüft

Wenn der Verdacht besteht, dass nicht die Schilddrüse selbst, sondern die übergeordnete Steuerung die Ursache einer Störung ist, werden verschiedene diagnostische Verfahren genutzt. Häufig kommen Hormonstimulationstests zum Einsatz.

Hierbei wird die Hormonachse beziehungsweise die Rückkopplungsschleife der Hormone geprüft. Der Körper erhält dazu eine Dosis TRH – also das Hormon, das der Hypothalamus normalerweise ausschüttet, um die Hypophyse anzusteuern. Wenn die Hypophyse daraufhin ordnungsgemäß TSH produziert, ist sie fit. Bleibt die Reaktion aus, liegt eine Hypophysenstörung vor. Hormonstimulationstests lassen sich auf alle Bereiche der Hormonachse anwenden und sind sehr praktisch, weil sich mit ihnen auf einfache Weise der genaue Ort einer Störung lokalisieren lässt. Denn es können mittels verschiedener Stimulationstests sämtliche Effektor- und Steuerungshormone geprüft werden, wie zum Beispiel Prolaktin, das adrenocorticotrope Hormon ACTH (für die Nebenniere) oder das Wachstumshormon GH *(Growth Hormone)*. Diese Werte geben einen umfassenden Überblick darüber, wie gut die Steuerzentrale wirklich arbeitet.

Ein weiteres nützliches diagnostisches Instrument ist das MRT des Kopfes. Wenn die Blutwerte nicht ganz schlüssig sind oder ein strukturelles Problem vermutet wird, können mit einem MRT selbst kleinste Veränderungen wie Tumore oder Entzündungen in der Hypophyse oder dem Hypothalamus sichtbar gemacht werden. Besonders bei rätselhaften, extrem hohen oder niedrigen TSH-Werten oder ungewöhnlichen Laborkonstellationen liefert das MRT oft die entscheidenden Hinweise.

Die Vielschichtigkeit der Diagnostik

Wir sehen also: Manchmal liegt das Problem nicht dort, wo man es zuerst vermutet. Wenn die Schilddrüsenhormone aus dem Lot geraten, lohnt es sich, die übergeordneten Steuerzentralen Die Hypophyse und Hypothalamus genau unter die Lupe zu nehmen und eine sorgfältige Stufendiagnostik zu betreiben. Denn nur wenn das gesamte System funktioniert, kann auch die Schilddrüse ihre Arbeit optimal erledigen. Ein kluger Blick auf das große Ganze macht hier den Unterschied für Betroffene und kann ihnen quälende Odysseen ersparen.

Eine ungewöhnliche Reise zur Diagnose

Vor einiger Zeit kam eine junge Frau in mein Mentoring. Sie war sichtlich besorgt. Ihr Anliegen: Sie suchte Rat bezüglich ihrer Schilddrüsenwerte, die ihr trotz ärztlicher Betreuung Probleme bereiteten. Ihre Symptome waren diffus, und sie hatte das Gefühl, dass etwas nicht stimmte, konnte es jedoch nicht genau benennen.

Als ich ihre Laborwerte durchsah, fiel mir sofort eine ungewöhnliche Konstellation auf. Normalerweise zeigt sich bei einer Schilddrüsenunterfunktion ein Muster, das nahezu eindeutig ist: Die peripheren Schilddrüsenhormone, also fT3 und fT4, sind niedrig, während der TSH-Wert – das Steuerungshormon der Hypophyse – entweder im oberen Normbereich liegt oder sogar deutlich erhöht ist. Der Körper versucht so, die Schilddrüse zur Hormonausschüttung anzuregen.

Doch bei dieser jungen Frau war es anders. Ihr TSH-Wert war nicht erhöht, sondern überraschenderweise erniedrigt, während die peripheren Werte fT3 und fT4 ebenfalls zu niedrig waren. Eine derartige Laborkonstellation ist äußerst ungewöhnlich und passt nicht zu den typischen Mustern. Es war, als würde die Steuerung ihrer Schilddrüse nicht funktionieren – als wäre der Taktgeber selbst aus dem Takt geraten.

Ich fragte sie, welche Beschwerden sie bemerkt habe. Litt sie vielleicht unter Beschwerden, die nicht unmittelbar mit der Schilddrüse zusammenhängen? Sehstörungen? Doppelbilder? Oder vielleicht Gesichtsfeldausfälle? Solche Symptome können auf ein Problem im Bereich der Hypophyse hinweisen, dem zentralen Steuerorgan des Hormonsystems.

Sie hielt kurz inne, schien zu überlegen und bejahte dann: Ja, sie habe tatsächlich Sehstörungen bemerkt, insbesondere Schwierigkeiten, klar zu sehen, und hin und wieder sogar kleine Ausfälle in ihrem Gesichtsfeld. Diese Antwort erhärtete meinen Verdacht, dass die Ursache ihrer

Beschwerden möglicherweise nicht in der Schilddrüse selbst, sondern in der Hypophyse zu suchen war.

Ich riet ihr, schnellstmöglich ein MRT des Kopfes durchführen zu lassen, um die Hypophyse genauer zu untersuchen. Zusätzlich empfahl ich ihr spezielle endokrinologische Tests, die die Funktionsfähigkeit ihrer Hypophyse überprüfen sollten. Sie wandte sich daraufhin umgehend an einen erfahrenen Endokrinologen und eine Radiologiepraxis, die solche Untersuchungen durchführen konnten.

Einige Wochen später meldete sie sich bei mir zurück. Die Bildgebung hatte den Verdacht bestätigt: Es hatte sich eine Vorwölbung im Bereich der Hypophyse gezeigt, die sich als Hypophysenadenom herausgestellt hatte – ein gutartiger Tumor, der auf die empfindlichen Strukturen der Hypophyse gedrückt hatte. Dies erklärte nicht nur ihre ungewöhnlichen Laborwerte, sondern auch ihre Sehstörungen.

Die Entscheidung für eine Operation fiel rasch. Der Tumor wurde erfolgreich entfernt, und die Sehstörungen verschwanden kurze Zeit nach dem Eingriff. Auch hormonell begann sich ihr Körper zu stabilisieren. Doch die Hypophyse, diese so zentrale Taktgeberin ihres Hormonsystems, hatte durch den Eingriff ihre Funktion eingebüßt.

Um den Hormonhaushalt im Gleichgewicht zu halten, war eine dauerhafte Hormonersatztherapie unumgänglich. Dies empfand meine Mentee jedoch als nicht weiter schlimm. Sie war vielmehr erleichtert, endlich Klarheit über ihre Beschwerden zu haben und auf dem Weg der Besserung zu sein.

5

HASHIMOTO
DIE UNTERSCHÄTZTE VOLKSKRANKHEIT

WARUM FRAUEN HÄUFIGER BETROFFEN SIND

Die Hashimoto-Thyreoiditis tritt bei Frauen acht- bis zehnmal häufiger auf als bei Männern.[8] Diese auffällige Geschlechterdifferenz ist auf mehrere Faktoren zurückzuführen, allen voran auf die besondere Beschaffenheit des weiblichen Immunsystems. Dieses ist evolutionär darauf ausgelegt, besonders effektiv zu arbeiten, was vor allem in der Fortpflanzung eine entscheidende Bedeutung hat: Während der Schwangerschaft muss das Immunsystem in der Lage sein, das heranwachsende Kind – das zur Hälfte genetisch fremd ist – zu tolerieren und gleichzeitig Mutter und Kind vor Infektionen zu schützen. Dies erfordert ein außergewöhnlich fein reguliertes Zusammenspiel von Immunzellen und Hormonen. Auch die Stillzeit oder die Wechseljahre sind solche Phasen hormoneller Umstellung. Doch diese Flexibilität hat auch ihre Schattenseiten. Denn Frauen verfügen über eine grundsätzlich stärkere Immunantwort als Männer. Studien zeigen, dass sie deshalb mehr entzündungsfördernde Zytokine und Antikörper als Männer produzieren, wenn ihr Immunsystem aktiviert wird.[9] Während dies bei der Abwehr von Infektionen von Vorteil ist, kann es zugleich das Risiko für eine überschießende Immunreaktion erhöhen – wie es bei Autoimmunerkrankungen der Fall ist. Ein weiterer Grund für die weibliche Dominanz bei Autoimmunerkrankungen sind hormonelle Einflussfaktoren. Denn der weibliche Hormonhaushalt spielt eine Schlüsselrolle bei der Anfälligkeit für Autoimmunerkrankungen. Besonders das Östrogen hat einen tiefgreifenden Einfluss auf das Immunsystem.

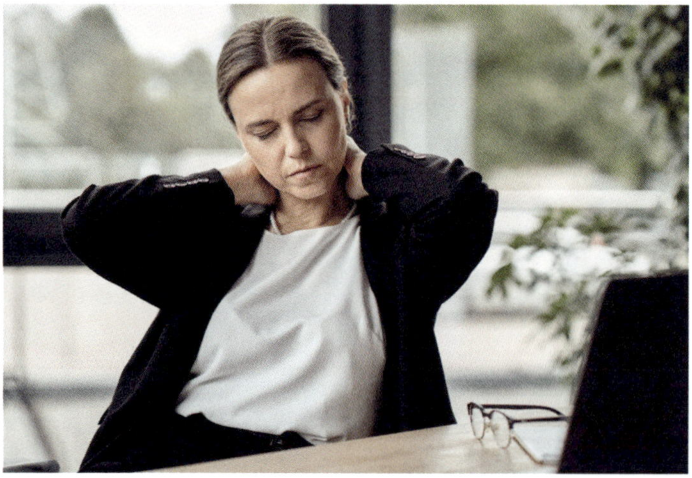

Eine Hashimoto-Erkrankung wirkt sich vor allem bei Frauen auf die Lebensqualität aus.

Es verstärkt die Aktivität von B-Zellen, die für die Produktion von Antikörpern verantwortlich sind. Diese gesteigerte Aktivität kann dazu führen, dass das Immunsystem fälschlicherweise körpereigenes Gewebe angreift, wie etwa die Schilddrüse. Östrogen beeinflusst zudem die Funktion von T-Zellen, die eine zentrale Rolle bei der Regulation von Entzündungsreaktionen spielen. Ein Ungleichgewicht dieser Zellen kann dazu führen, dass entzündliche Prozesse außer Kontrolle geraten. In Phasen hormoneller Umstellungen – wie Schwangerschaft, Geburt, Stillzeit oder Wechseljahren – verändern sich die Östrogenspiegel drastisch. Diese hormonellen Schwankungen können die Balance im Immunsystem stören und Autoimmunerkrankungen wie Hashimoto auslösen oder verschlechtern.

Neben dem Östrogen spielt ein weiteres Hormon eine große Rolle: das Progesteron. Denn es übt eine immunsuppressive Wirkung auf den weiblichen Organismus aus und hilft, das Immunsystem während der Schwangerschaft zu dämpfen. In der zweiten Zyklushälfte oder nach der Geburt, wenn der Progesteronspiegel stark abfällt, kann dies eine Art »Rückkopplung« im Immunsystem auslösen und dann eine überschießende Immunreaktion begünstigen. Dies kann einer der Gründe dafür sein, weshalb viele Frauen direkt nach oder auch während einer Schwangerschaft an einer Hashimoto-Thyreoiditis erkranken.

Ein weiterer Punkt, warum häufiger Frauen von Autoimmunerkrankungen betroffen sind, ist ihre genetische Prädisposition. Durch das doppelte X-Chromosom sind Frauen öfter Trägerinnen bestimmter genetischer Variationen, die mit Autoimmunerkrankungen assoziiert sind. Dazu gehören Mutationen in Genen, die für die Immunregulation zuständig sind, wie etwa jene, die die Funktion von HLA-(Humanes Leukozytenantigen)-Molekülen beeinflussen. HLA-Moleküle helfen dem Immunsystem, zwischen körpereigenen und fremden Zellen zu unterscheiden. Bei Frauen mit entsprechender genetischer Prädisposition kann dieser Prozess gestört sein, was wiederum das Risiko für Hashimoto erhöht.

Im Vergleich zu Frauen haben Männer ein weniger aktives und stabileres Immunsystem. Dies ist unter anderem dem Einfluss des männlichen Sexualhormons Testosteron zu verdanken, das entzündungshemmend wirkt und die Aktivität von Immunzellen dämpft. Diese natürliche »Bremswirkung« schützt Männer in gewissem Maße vor überschießenden Immunreaktionen und somit auch vor Autoimmunerkrankungen wie Hashimoto. Außerdem sind Männer keinen zyklischen Hormonschwankungen ausgesetzt und verfügen aufgrund des einzelnen X-Chromosoms und des praktisch genleeren Y-Chromosoms über eine weniger große genetische Variationsbreite, was sie weniger anfällig für Autoimmunerkrankungen macht.

Hormonelle Umstellungen

Wie du gesehen hast, tritt Hashimoto bei Frauen besonders häufig in Lebensphasen auf, die von hormonellen Veränderungen geprägt sind:

- **Schwangerschaft und Geburt:** Während der Schwangerschaft ist das Immunsystem natürlicherweise gedämpft, um das Kind zu schützen. Nach der Geburt »fährt« das Immunsystem wieder hoch, oft auf eine Weise, die Autoimmunprozesse anheizt. Dies erklärt, warum viele Frauen kurz nach der Geburt die ersten Symptome von Hashimoto entwickeln oder erleben, dass sich bestehende Symptome verschlechtern.
- **Wechseljahre**: In den Wechseljahren kommt es durch den Rückgang der Sexualhormone zu einer Umstellung des gesamten Hormonhaushalts. Diese Veränderungen können das Immunsystem destabilisieren und Autoimmunprozesse fördern.
- **Einnahme von hormonellen Verhütungsmitteln:** Die Antibabypille, die den Östrogenspiegel ansteigen lässt, wird mit einem erhöhten Risiko für Autoimmunerkrankungen in Verbindung gebracht und deshalb besonders im Zusammenhang mit Hashimoto als Triggerfaktor diskutiert.

Warum Hashimoto oft spät erkannt wird

Die Symptome von Hashimoto – etwa chronische Müdigkeit, Gewichtszunahme, Haarausfall, depressive Verstimmungen oder Konzentrationsprobleme – sind unspezifisch und überschneiden sich mit vielen anderen Erkrankungen. Besonders in hormonellen Umstellungsphasen wie der Postpartum-Zeit oder den Wechseljahren werden diese Beschwerden oft als »normal« abgetan und keiner genaueren Betrachtung unterzogen.

Hinzu kommt, dass die Diagnostik häufig unzureichend ist: Noch immer wird meist nur der TSH-Wert überprüft, der bei Hashimoto lange im Normalbereich liegen kann. Erschwerend kommt speziell hier die Tatsache hinzu, dass der

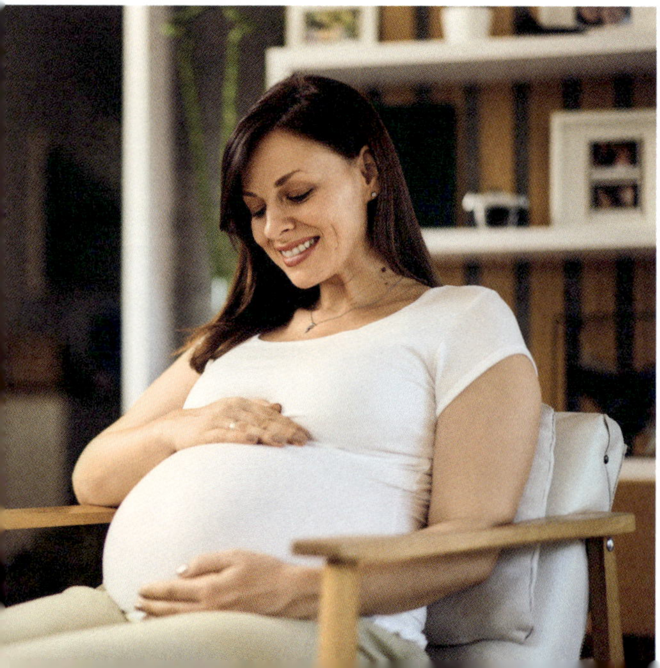

Hashimoto tritt häufig in Lebensphasen auf, die von hormonellen Veränderungen geprägt sind.

Referenzbereich des TSH noch immer sehr weit gesteckt ist (0,4 bis 4,0 mU/l, siehe auch Seite 77) und somit auch Werte von 3,8 noch als normal angesehen werden, obwohl die meisten Patient*innen bei solchen TSH-Werten bereits unter erheblichen Beschwerden leiden. Deutlich aussagekräftiger wäre es daher, auch die Werte für fT3, fT4 und die Schilddrüsenantikörper (TPO-AK, TG-AK) zu messen. So könnte direkt erfasst werden, ob eine autoimmune Entzündungsreaktion und gegebenenfalls zusätzlich eine Umwandlungsstörung vorliegt. Die TPO-Antikörper sind meist schon in der Frühphase der Erkrankung erhöht – und das, lange bevor die ersten Symptome auftreten. Würden bereits dann entsprechende therapeutische Maßnahmen eingeleitet werden, könnte insgesamt deutlich mehr Schilddrüsengewebe gerettet werden. Die Folge der meist unzureichenden Labordiagnostik: Bis zu zehn Jahre können zwischen den ersten Symptomen und der Diagnose vergehen. In dieser Zeit verschlimmern sich meist die Symptome, und die Schilddrüse nimmt irreversiblen Schaden.

Phasen hormoneller Umstellung wirken dabei oft als Trigger und machen Frauen in Schwangerschaft, Stillzeit oder Wechseljahren besonders vulnerabel. Eine frühzeitige, umfassende Diagnostik ist daher essenziell, um diese komplexe Erkrankung zu erkennen und gezielt zu behandeln. Das könnte vielen Betroffenen helfen, schneller Klarheit zu bekommen – und Gewebsverlust in der Schilddrüse sowie unnötige Jahre des Leidens vermeiden.

Speziell bei unerfülltem Kinderwunsch oder einer stattgehabten Fehlgeburt sollte die Schilddrüse intensiv untersucht werden. Leider zeigt die Erfahrung, dass dies noch immer nicht flächendeckend zum medizinischen Standard gehört.

Teste dich selbst

Fühlst du dich oft müde, ohne ersichtlichen Grund? Hast du das Gefühl, geistig nicht mehr so klar zu sein wie früher? Kämpfst du mit Gewichtszunahme, obwohl du dich bewegst und gesund ernährst? All das können Hinweise auf Hashimoto sein. Um eine erste Orientierung zu bekommen, mach den Selbsttest, der typische Symptome abfragt und dir zeigt, ob du dir ärztliche Hilfe suchen solltest.

Im Anhang dieses Buches findest du einen QR-Code (Seite 219), über den du zu einem Schilddrüsenrechner gelangst, der dir sofort sagt, ob du unter einer Hormonumwandlungsstörung leidest und was du dagegen tun kannst. Probiere es jetzt direkt einmal aus!

KÖNNTE DEINE SCHILDDRÜSE AUS DEM GLEICHGEWICHT GERATEN SEIN?

Beantworte die folgenden Fragen zu deinen Symptomen und deinem Befinden. Notiere dir die Punkte für jede Antwort und addiere sie am Ende. So erfährst du, ob deine Schilddrüsenfunktion normal oder möglicherweise unter- beziehungsweise überaktiv ist.

1. **Energielevel:** Wie fühlst du dich im Alltag hinsichtlich deiner Energie?
   - A) Voller Energie und vital
   - B) Oft müde und erschöpft, trotz ausreichendem Schlaf
   - C) Extrem müde, am liebsten würde ich den ganzen Tag lang schlafen.

2. **Gewicht:** Wie sieht es mit deinem Gewicht aus?
   - A) Stabil, keine großen Veränderungen
   - B) Leichte Gewichtszunahme ohne Änderung der Ernährung oder Bewegung
   - C) Deutliche Gewichtszunahme, die ich mir nicht erklären kann

3. **Kälteempfindlichkeit:** Wie reagierst du auf Kälte?
   - A) Normal, ich friere nicht schneller als andere.
   - B) Ich fröstele oft, selbst wenn andere sich wohlfühlen.
   - C) Mir ist ständig kalt, besonders an Händen und Füßen.

4. **Stimmung:** Wie ist deine Stimmungslage?
   - A) Stabil, ich fühle mich emotional ausgeglichen.
   - B) Oft niedergeschlagen oder antriebslos
   - C) Ich habe regelmäßig depressive Verstimmungen.

5. **Haare, Haut, Nägel:** Wie ist der Zustand deiner Haare, Haut und Nägel?
- A) Gesund und unauffällig
- B) Dünner werdendes Haar, trockene Haut, brüchige Nägel
- C) Stark ausfallendes Haar, sehr trockene Haut, extrem brüchige Nägel

6. **Konzentrationsfähigkeit:** Wie gut kannst du dich konzentrieren?
- A) Eigentlich ganz normal
- B) Oft etwas unkonzentriert, ich schweife immer mal wieder kurz ab.
- C) Ich habe starke Konzentrationsprobleme und fühle mich »neblig im Kopf«.

7. **Verdauung:** Wie funktioniert deine Verdauung?
- A) Normal, keine Auffälligkeiten
- B) Oft träge, gelegentlich Verstopfung
- C) Häufig starke Verstopfung

8. **Herzfrequenz:** Wie schlägt dein Herz in Ruhe?
- A) Normal, 60 bis 100 Schläge pro Minute
- B) Eher langsam, circa 60 Schläge pro Minute
- C) Sehr langsam, oft 50 oder weniger Schläge pro Minute

AUSWERTUNG

Berechne nun deine Punktzahl nach diesem Schema:

Für jede A-Antwort gibt es 0 Punkte, für jede B-Antwort 2 Punkte und für jede C-Antwort 4 Punkte. Addiere nun alle Punkte, um mehr über deine Schilddrüsengesundheit herauszufinden.

0 bis 6 Punkte: Normalfunktion

Deine Schilddrüsenfunktion scheint im Normbereich zu liegen. Sollten dennoch Beschwerden auftreten, können andere Ursachen dahinterstecken, wie etwa Stress, Nährstoffmängel oder andere Gesundheitsprobleme.

Was kannst du tun?

- Beobachte deine Symptome weiter. Falls sie anhalten oder sich verschlimmern, suche deine hausärztliche Praxis auf.
- Eine allgemeine Blutuntersuchung, um Nährstoffmängel (zum Beispiel Eisen, Vitamin D und B_{12}) auszuschließen, kann hilfreich sein.
- Achte auf eine ausgewogene Ernährung, ausreichend Bewegung und genügend Schlaf, um dein Wohlbefinden zu fördern.

7 bis 18 Punkte: Verdacht auf Unterfunktion

Es gibt Hinweise darauf, dass deine Schilddrüse möglicherweise nicht optimal arbeitet. Eine Untersuchung deiner Schilddrüsenwerte ist jetzt wichtig, um Klarheit zu bekommen.

- Folgende Blutwerte solltest du untersuchen lassen:
  - TSH (Thyreoidea-stimulierendes Hormon): gibt Hinweise auf die Schilddrüsenfunktion.

- fT3 und fT4 (freie Schilddrüsenhormone): zeigen die tatsächliche Hormonversorgung im Körper.
- Schilddrüsenantikörper (TPO-Antikörper, TG-Antikörper): zur Abklärung einer möglichen Autoimmunerkrankung wie Hashimoto-Thyreoiditis.
- Vitamin D, Ferritin, Zink, Selen: Diese Nährstoffe spielen eine wichtige Rolle für die Schilddrüse und sollten überprüft werden.

- An wen solltest du dich wenden?
  - Suche die hausärztliche Praxis auf, um die Erstuntersuchung und Bluttests vornehmen zu lassen.
  - Bei auffälligen Werten: eine auf Hormonstörungen spezialisierte endokrinologische Praxis.

- Was kannst du selbst tun?
  - Führe ein Symptomtagebuch, um Veränderungen genau zu dokumentieren.
  - Ernähre dich ausgewogen und achte besonders auf jod- und selenreiche Lebensmittel (zum Beispiel Fisch, Nüsse).

19 Punkte und mehr: starker Verdacht auf Unterfunktion

Deine Symptome deuten auf eine ausgeprägte Schilddrüsenunterfunktion hin. Es ist dringend empfohlen, eine ärztliche Abklärung vorzunehmen, um eine genaue Diagnose zu stellen und eine Therapie zu beginnen.

- Folgende Blutwerte solltest du sofort überprüfen lassen:
  - TSH, fT3, fT4: Basiswerte der Schilddrüse.
  - Schilddrüsenantikörper (TPO-Antikörper, TG-Antikörper, TRAK): um abzuklären, ob eine Autoimmunerkrankung wie Hashimoto oder Morbus Basedow vorliegt.

- CRP (C-reaktives Protein): um Entzündungen im Körper zu erkennen.
- Jodgehalt im Urin: gibt Hinweise auf eine mögliche Jodunterversorgung oder eine Überversorgung.
- Vitaminstatus (D, B_{12}) und Spurenelemente (Eisen, Ferritin, Zink, Selen) sollten überprüft werden.
- Suche die hausärztliche Praxis auf, um die ersten Tests anzustoßen.
- Eine endokrinologische Untersuchung kommt infrage, wenn deine Werte auffällig sind oder eine genaue Abklärung notwendig wird.
- Bei begleitenden Symptomen wie Sehstörungen oder Schwindel: Wende dich an eine radiologische Praxis für die weitere Bildgebung.

- Was kannst du selbst tun?
  - Sorge für ausreichend Ruhe und reduziere Stress, da dieser die Schilddrüsenfunktion weiter belasten kann.
  - Verzichte auf stark verarbeitete Lebensmittel und achte auf eine schilddrüsengesunde Ernährung, wie sie hier im Buch beschrieben wird.
  - Sprich mit deiner Ärztin oder deinem Arzt über mögliche Nahrungsergänzungsmittel, die dich unterstützen können (zum Beispiel Selen, Vitamin D, Eisen, Vitamin-B-Komplex).

Wichtiger Hinweis: Dieser Selbsttest ist ein erster Anhaltspunkt und ersetzt keine ärztliche Diagnose. Lass deine Beschwerden immer ärztlich abklären, um die passende Behandlung zu erhalten. Mit der richtigen Unterstützung kannst du deine Symptome gezielt angehen, deiner Schilddrüse frühzeitig helfen und dich rasch wieder besser fühlen!

DIAGNOSESTELLUNG SPEZIELL BEI HASHIMOTO

Wie du gesehen hast, ist eine zuverlässige und frühe Diagnostik bei Hashimoto entscheidend, denn die Krankheit bleibt oft über Jahre unerkannt. Die Symptome sind meist unspezifisch, und der TSH-Wert allein liefert selten ein klares Ergebnis. Daher ist es wichtig zu wissen, welche ärztlichen Untersuchungen tatsächlich nötig sind und worauf dabei geachtet werden sollte. Hier erfährst du, wie eine umfassende Hashimoto-Diagnose abläuft, von der Blutuntersuchung bis hin zur bildgebenden Diagnostik. Damit kannst du Hashimoto frühzeitig erkennen und die Weichen für eine gezielte Therapie stellen.

Wichtige Blutwerte bei Hashimoto

Die Blutwerte liefern den ersten Hinweis darauf, ob eine Schilddrüsenerkrankung vorliegt. Doch bei Hashimoto reicht es nicht, nur einen einzigen Wert wie den TSH-Wert zu bestimmen – es braucht eine erweiterte Laboruntersuchung, um die Krankheit sicher zu erkennen. Auf Seite 77 findest du ausführliche Informationen dazu.

Ultraschall bei Hashimoto – der unverzichtbare Blick ins Innere der Schilddrüse

Der Ultraschall (Sonografie) ist eine zentrale Methode, um die Struktur der Schilddrüse detailliert zu untersuchen. Besonders bei Hashimoto ist er ein wichtiges Werkzeug, um Veränderungen zu erkennen, die typisch für diese Autoimmunerkrankung sind. Dabei wird die Schilddrüse in einem dynamischen Verfahren und in Echtzeit abgebildet, was der Ärztin oder dem Arzt ermöglicht, Größe, Form und Gewebebeschaffenheit des Organs zu beurteilen. Hier kommt es auf Erfahrung an, denn ein guter Schilddrüsenultraschall erfordert Übung. Denn auch die typischen Zeichen von Hashimoto sind nicht immer eindeutig und erfordern daher einen geschulten Blick.

Der Ultraschall ist weit mehr als nur eine Momentaufnahme. Er gibt wertvolle Hinweise auf den Zustand der Schilddrüse und hilft, die Schwere der Entzündung und die möglichen Schäden zu beurteilen. Gerade bei Hashimoto liefert er oft entscheidende Informationen darüber, wie weit die Erkrankung fortgeschritten ist und ob zusätzliche Risiken wie beispielsweise Knotenbildungen bestehen.

Typische Merkmale bei Hashimoto im Ultraschall

Im Ultraschall zeigt sich die Schilddrüse bei fortgeschrittenem Hashimoto oft deutlich verändert. Zu den häufigsten Auffälligkeiten gehören:

- **Verkleinerte Schilddrüse:** Chronische Entzündungen führen dazu, dass das Gewebe nach und nach schrumpft.
- **Unregelmäßige Struktur:** Statt einer gleichmäßigen, homogenen Darstellung wirkt das Gewebe »fleckig« und unregelmäßig. Dies liegt an der entzündungsbedingten Zerstörung der Schilddrüsenzellen. Wir sprechen hier von einer hypoechogenen Darstellung, also dunkleren Bereichen, die für eine chronische Entzündung typisch sind.
- **Knoten und Zysten:** Neben der veränderten Gewebestruktur können auch Knoten oder zystische Veränderungen auftreten. Diese sind nicht immer bösartig, sollten aber genauer abgeklärt werden.

Ein weiterer Vorteil der Sonografie ist, dass sie schmerzfrei und sofort verfügbar ist sowie ohne schädliche Strahlung auskommt. Dadurch lässt sich das Organ schnell und unkompliziert überprüfen, ohne dass Blut abgenommen oder auf Laborergebnisse gewartet werden muss. Besonders in der Verlaufsbeobachtung – etwa zur Kontrolle, ob die Schilddrüse weiter schrumpft oder neue Knoten entstanden sind – ist der Ultraschall ein unverzichtbares Instrument.

Der Ultraschall spielt eine zentrale Rolle, wenn Symptome auftreten, die auf eine Schilddrüsenunterfunktion hinweisen, oder wenn bereits erhöhte Schilddrüsenantikörper im Blut festgestellt wurden. Auch bei anderen auffälligen Blutwerten, einer vergrößerten Schilddrüse oder als Vorbereitung auf eine Feinnadelpunktion ist er unentbehrlich. Denn neben der Diagnose von Hashimoto kann der Ultraschall auch Hinweise auf andere Erkrankungen geben, wie beispielsweise eine Schilddrüsenvergrößerung (Struma) oder Knoten, die möglicherweise weiter abgeklärt werden müssen, und eine wertvolle Unterstützung für die invasive Diagnostik sein.

Qualitätskriterien: eine gute ärztliche Ultraschalluntersuchung

Nicht alle Ärzte und Ärztinnen verfügen über die gleiche Erfahrung und technische Ausstattung, wenn es um den Schilddrüsen-Ultraschall geht. Die Qualität einer Untersuchung hängt von mehreren Faktoren ab. Die folgenden Hinweise helfen dir zu erkennen, ob deine Ärztin oder dein Arzt gute »Sonoskills« hat – und was nach den Kriterien der Deutschen Gesellschaft für Ultraschall in der Medizin (DEGUM) für einen hochwertigen Ultraschall wichtig ist:

- **Ausstattung:** Ein modernes, hochauflösendes Ultraschallgerät mit Doppler-Funktion sollte zum Einsatz kommen (bei den meisten Geräten inzwischen Standard). Dieses ermöglicht nicht nur die Beurteilung der Schilddrüse, sondern auch der Durchblutung des Gewebes, was bei der Diagnose von Entzündungen oder Knoten hilfreich ist.
- **Gründlichkeit:** Die Ärztin oder der Arzt sollte beide Schilddrüsenlappen sowie den Isthmus (das Verbindungsstück) sorgfältig untersuchen und ausmessen. Dabei werden Struktur, Echogenität (Helligkeit des Gewebes im Ultraschall) und eventuelle Auffälligkeiten wie Knoten oder Zysten genau beurteilt und dokumentiert. Die Größe der Schilddrüse wird für gewöhnlich in Volumen (Milliliter) gemessen.
- **Dokumentation:** Ein guter Ultraschallbericht enthält klare und präzise Angaben zur Größe, Gewebestruktur und zu eventuellen Besonderheiten. Wenn vorhanden, werden Knoten detailliert beschrieben, einschließlich ihrer Lage, Größe und Echogenität. Eine genaue Dokumentation ist besonders wichtig, um Veränderungen über die Zeit nachvollziehen zu können.
- **Erklärung:** Deine Ärztin oder dein Arzt sollte die Untersuchungsergebnisse für dich verständlich erklären. Dies schafft Transparenz und gibt dir die Möglichkeit, Fragen zu stellen.
- **Zertifizierung:** Ein gutes Qualitätskriterium für solide Ultraschalluntersuchungen ist die Zertifizierung nach den Standards der DEGUM. Ärzte und Ärztinnen, die nach deren hohen Standards zertifiziert sind, verfügen in der Regel über:
  - eine solide Ausbildung im Ultraschall
  - regelmäßige Fortbildungen in der Ultraschalldiagnostik
  - Routine im Umgang mit hochauflösenden Geräten
  - präzise Kenntnisse zur Beurteilung und Dokumentation von Schilddrüsenbefunden

DIE MECHANISMEN HINTER HASHIMOTO

Auf den folgenden Seiten erfährst du, was bei Hashimoto in der Schilddrüse genau passiert und wie sich die chronische Entzündung auf den gesamten Körper auswirkt. Hashimoto-Thyreoiditis ist eine Autoimmunerkrankung, bei der das Immunsystem irrtümlich die Schilddrüse angreift. Dieser Prozess ist komplex und wird durch die Produktion bestimmter Antikörper ausgelöst, die eine zentrale Rolle in der Krankheitsentstehung spielen.

Folgende Antikörper gelten hier als Hauptakteure: zum einen die TPO-Antikörper (Antikörper gegen die Schilddrüsenperoxidase) und zum anderen die TG-Antikörper (Antikörper gegen Thyreoglobulin). TPO ist ein essenzielles Enzym, das bei der Produktion der Schilddrüsenhormone T3 und T4 eine Schlüsselrolle spielt. Es hilft, Jod in die Hormonbildung einzubauen – ein grundlegender Schritt für eine gesunde Hormonproduktion. Bei Hashimoto greifen die TPO-Antikörper dieses Enzym an, blockieren es und behindern damit die Fähigkeit der Schilddrüse, Hormone in ausreichender Menge herzustellen.

TG ist ein Protein, das in der Schilddrüse als eine Art Vorrat für die Hormonproduktion dient. Es speichert Jod und stellt die Grundlage für die Synthese von T3 und T4 dar. Die TG-Antikörper bei Hashimoto richten sich gegen dieses Protein und stören die Hormonproduktion zusätzlich.

Wie Antikörper die Entzündung vorantreiben

Die Antikörper, die im Rahmen der Hashimoto-Thyreoiditis gebildet werden, schädigen die Schilddrüse nicht direkt. Stattdessen agieren sie wie ein Alarmsignal für das Immunsystem. Dieses Signal aktiviert verschiedene Immunzellen, darunter T-Zellen und Makrophagen, die in das Schilddrüsengewebe einwandern und dort eine Entzündungsreaktion auslösen. Der Entzündungsprozess läuft folgendermaßen ab:

1. **Erkennung durch das Immunsystem:** Die Antikörper binden an spezifische Strukturen der Schilddrüsenzellen, insbesondere die Thyreoperoxidase (TPO) oder das Thyreoglobulin (TG). Diese Bindung aktiviert die T-Helferzellen und signalisiert ihnen, dass Gefahr besteht. Als Reaktion geben sie entzündungsfördernde Botenstoffe, sogenannte Zytokine, frei, die den Entzündungsprozess in Gang setzen.

2. **Einwanderung von Immunzellen:** Durch die ausgeschütteten Zytokine werden weitere Immunzellen, wie zytotoxische T-Zellen und Makrophagen, ins Schilddrüsengewebe gelockt. Makrophagen, normalerweise zuständig für das Entfernen von Krankheitserregern oder abgestorbenen Zellen, greifen irrtümlich die Schilddrüsenzellen an, da sie diese als Bedrohung wahrnehmen.
3. **Freisetzung von Entzündungsstoffen:** Die aktiven Immunzellen setzen Substanzen frei, welche die Schilddrüse weiter schädigen:
   - Interleukine (zum Beispiel IL-1, IL-6): Diese verstärken die Entzündung und ziehen weitere Immunzellen an.
   - Tumor-Nekrose-Faktor Alpha (TNF-α): Dieses Zytokin trägt direkt zur Zerstörung der Zellstrukturen bei.
   - Reaktive Sauerstoffspezies (ROS): Diese aggressiven Moleküle schädigen Zellmembranen und führen letztlich zur Zellzerstörung in der Schilddrüse.
4. **Zerstörung der Schilddrüsenzellen und Freisetzung von Hormonen:** Die entzündlichen Prozesse führen zum Absterben von Schilddrüsenzellen. Dabei werden die in den Kolloidspeichern eingelagerten Schilddrüsenhormone (T3 und T4) freigesetzt. Dies kann schubartig zu einer Überflutung des Körpers mit Hormonen führen, die vorübergehend Symptome einer Schilddrüsenüberfunktion verursacht.

Klassische Symptome eines Hashimoto-Schubs

In einem solchen Schub kann sich der Körper so anfühlen, als würde eine Überfunktion (Hyperthyreose) vorliegen. Zu den typischen Symptomen gehören:

- **Herzrasen:** eine erhöhte Herzfrequenz und ein Gefühl von Herzstolpern
- **Nervosität:** ein Gefühl der Überdrehtheit, innerer Unruhe oder das Unvermögen, sich zu entspannen
- **Hitzewallungen:** plötzlich auftretende Hitzeschübe und starkes Schwitzen, auch ohne körperliche Anstrengung
- **Druck:** ein »Schwirren« über der Schilddrüse, Kloßgefühl im Hals
- **Zittern:** feinmotorische Schwierigkeiten oder ein spürbares Zittern der Hände
- **Gewichtsverlust:** Trotz normaler Ernährung kann ein Schub kurzfristig den Stoffwechsel ankurbeln und zu ungewolltem Gewichtsverlust führen.

Diese Symptome treten oft abrupt auf, können einige Tage anhalten und klingen in der Regel wieder ab, sobald der Körper die überschüssigen Hormone abgebaut hat.

Während der Entzündungsprozess fortschreitet, wird das funktionsfähige Schilddrüsengewebe nach und nach durch Narbengewebe ersetzt. Dieser Vorgang, als Fibrosierung bekannt, führt zu einer Verhärtung und Schrumpfung der Schilddrüse. Im Verlauf geht immer mehr Kapazität bei der Hormonproduktion verloren, was schließlich zu einer Schilddrüsenunterfunktion führt.

Der gesamte Körper ist betroffen

Die schubartige Freisetzung von Hormonen ist charakteristisch für die frühen Phasen der Hashimoto-Thyreoiditis. Im späteren Verlauf, wenn ein Großteil der Schilddrüse zerstört ist, überwiegen die Symptome der Unterfunktion. Schübe können aber auch bei fortgeschrittener Erkrankung auftreten, vor allem durch äußere Trigger wie Stress, Infektionen, übermäßige Jodzufuhr oder hormonelle Veränderungen.

Die Antikörper machen leider oft nicht an der Schilddrüse Halt. Sie können im gesamten Organismus Schaden anrichten und systemische Erkrankungen hervorrufen. Besonders schwerwiegend ist die sogenannte Hashimoto-Enzephalopathie, auch SREAT genannt (steroid-responsive Enzephalopathie bei Autoimmunthyreoiditis). Diese tritt vor allem bei Betroffenen mit sehr hohen Antikörperspiegeln auf und äußert sich durch Symptome wie epileptische Anfälle, schwere Depressionen, Psychosen, Schlaganfall-ähnliche Beschwerden, Sprachstörungen oder Gangunsicherheiten.

Das klingt erschreckend, aber die gute Nachricht ist, dass diese Erkrankung in der Frühphase sehr gut auf eine Behandlung mit hochdosierten Kortikosteroiden anspricht. Diese Medikamente können die überschießende Immunreaktion bremsen und eine schnelle Besserung bewirken. Wird die Therapie jedoch zu spät eingeleitet, drohen Vernarbungen im Gehirn, die dauerhafte Schäden und Einschränkungen hinterlassen können.

Auch die Augen können von den Angriffen der Schilddrüsenantikörper betroffen sein. In diesen Fällen spricht man von einer *endokrinen Orbitopathie*. Diese Erkrankung ist vor allem mit Morbus Basedow verbunden, tritt aber in bis zu fünf Prozent der Fälle auch bei Hashimoto auf. Die Symptome reichen von geröteten Augen und Fremdkörpergefühl bis hin zum Hervortreten der Augen und im schlimmsten Fall zu Schäden an der Hornhaut oder dem Sehnerv. Unbehandelt können diese Komplikationen zu schweren Sehstörungen oder sogar zur Erblindung führen. Auch hier ist eine frühzeitige Behandlung entscheidend, um bleibende Schäden zu vermeiden.

Wer eine genetische Veranlagung zu Autoimmunerkrankungen hat, bleibt von weiteren Problemen oft nicht verschont. Viele Betroffene leiden zeitgleich an mehreren Autoimmunerkrankungen, was als polyglanduläres Autoimmunsyndrom bezeichnet wird. Typische Kombinationen sind Hashimoto mit Diabetes Typ 1, autoimmune Nebenschilddrüsen- oder Nebennierenerkrankungen sowie Haut- und Darmveränderungen. Diese überlappenden Krankheitsbilder erfordern häufig eine Behandlung durch spezialisierte Fachärzte und -ärztinnen, da die Symptome ineinandergreifen und sich gegenseitig verstärken können.

Ob Hashitoxikose, Hashimoto-Enzephalopathie oder andere Komplikationen – der Verlauf dieser Erkrankungen hängt maßgeblich davon ab, wie früh sie erkannt und behandelt werden. Deshalb ist eine gründliche Diagnostik so wichtig.

Denn mit der richtigen Therapie lassen sich viele der Symptome deutlich lindern und oft auch vollständig beheben. Das Ziel ist es, Betroffenen trotz der Herausforderungen eines autoimmunen Krankheitsgeschehens ein weitgehend normales Leben zu ermöglichen, das Fortschreiten der Erkrankung zu stoppen und möglichst viel Schilddrüsengewebe zu erhalten. Eine frühzeitige und gezielte Behandlung macht den entscheidenden Unterschied, um dauerhafte Schäden und Krisen zu verhindern.

Wird der Autoimmunprozess allerdings nicht frühzeitig gestoppt, wird mit der Zeit immer mehr funktionierendes Schilddrüsengewebe zerstört. Die Schilddrüse beginnt zu schrumpfen *(Atrophie)* und verliert schließlich ihre Fähigkeit, Hormone in ausreichender Menge zu produzieren. Dies führt letztlich zu einer Schilddrüsenunterfunktion. Ein Mangel an Schilddrüsenhormonen hat weitreichende Folgen:

- **Verlangsamter Stoffwechsel:** Betroffene fühlen sich müde, nehmen an Gewicht zu und leiden unter einem allgemeinen Energiemangel.
- **Kälteempfindlichkeit:** Ohne ausreichend Hormone sinkt die Fähigkeit des Körpers, Wärme zu produzieren und adäquat die Temperatur zu regulieren.
- **Kognitive Einschränkungen:** Viele Betroffene berichten von Konzentrationsproblemen und einem Gefühl wie »Watte im Kopf« (Brain Fog).
- **Psychische Belastungen:** Depressionen, Angstzustände oder Stimmungsschwankungen sind häufige Begleiterscheinungen.
- **Muskel- und Gelenkbeschwerden:** Ein verlangsamter Stoffwechsel, ein Nährstoffmangel sowie antikörpergetriggerte Entzündungen an Knochenhaut, Muskeln und Faszien können zu Schmerzen und einer verminderten Regenerationsfähigkeit führen.

Hashimoto: Beschwerden im Überblick

Emotionale Symptome

- **Reizbarkeit:** Viele Betroffene berichten von einer gesteigerten Reizbarkeit und inneren Unruhe.
- **Stimmungsschwankungen:** Die Stimmung kann ohne erkennbaren Grund zwischen extremen Hochs und Tiefs schwanken.
- **Antriebslosigkeit:** Betroffene haben das Gefühl, für alltägliche Aufgaben keine Energie zu haben.

Psychische Symptome

- **Brain Fog:** Dabei handelt es sich um ein häufig beschriebenes Phänomen bei Hashimoto. Es fühlt sich an, als sei das Gehirn »vernebelt«, was die Konzentration und das Erinnerungsvermögen beeinträchtigt.
- **Depressive Verstimmungen:** Viele Betroffene fühlen sich niedergeschlagen oder entwickeln Ängste, ohne dass es dafür eine klare Ursache gibt.
- **Schlafstörungen:** Trotz großer Müdigkeit fällt es schwer, ein- oder durchzuschlafen. Selbst nach acht bis zehn Stunden Schlaf wachen die Betroffenen nicht erholt auf, sondern sind erschöpft und fühlen sich ausgelaugt.

Körperliche Symptome

- **Gewichtszunahme:** Trotz unveränderter Ernährung und Bewegung kommt es häufig zu einer Gewichtszunahme.
- **Haut, Haare, Nägel:** Trockene Haut, brüchige Nägel und Haarausfall sind typische Begleiterscheinungen.
- **Kälteempfindlichkeit:** Viele Betroffene frieren selbst bei moderaten Temperaturen.
- **Muskel- und Gelenkschmerzen:** treten ohne erkennbaren Grund auf.
- **Verdauungsprobleme:** Verstopfung und Blähungen gehören zu den typischen Beschwerden.

Die Symptome der Hashimoto-bedingten Unterfunktion greifen in nahezu alle Bereiche des Körpers ein – von der körperlichen Leistungsfähigkeit über die Fortpflanzungsfähigkeit bis hin zur emotionalen Stabilität. Ohne eine Behandlung schreitet die Erkrankung weiter voran, und die Schilddrüse verliert zunehmend ihre Funktion. Deshalb ist es entscheidend, Hashimoto frühzeitig zu diagnostizieren und durch geeignete ganzheitliche Maßnahmen zu behandeln. Da Hashimoto mit so vielen verschiedenen und zum Teil recht unspezifischen Symptomen einhergeht, die von Person zu Person stark variieren können, ist es oft schwer, die Krankheit frühzeitig zu erkennen.

AUSWIRKUNGEN AUF ALLE LEBENSBEREICHE

Die Symptome von Hashimoto betreffen aber nicht nur deinen Körper, sondern wirken sich auf das gesamte Leben aus: Beziehungen, Beruf, Lebensqualität und Freizeitaktivitäten können durch die Krankheit stark beeinträchtigt werden.

Familie, Freundschaft und Partnerschaft

Hashimoto kann deine Beziehungen auf eine harte Probe stellen, denn die Erkrankung bringt nicht nur körperliche Symptome mit sich, sondern auch emotionale Herausforderungen. Stimmungsschwankungen, Reizbarkeit und ein Rückgang der Libido können dafür sorgen, dass du dich von deinem Partner, deiner Partnerin oder deiner Familie unverstanden fühlst. Freund*innen könnten deine Antriebslosigkeit als »Faulheit« oder »Schlecht-drauf-Sein« interpretieren, ohne zu erkennen, dass es sich um echte, krankheitsbedingte Symptome handelt.

Hier hilft Offenheit. Erkläre deinem Umfeld, was in deinem Körper und deiner Gefühlswelt vor sich geht. Sag ihnen, dass diese Veränderungen nicht deiner Persönlichkeit entsprechen, sondern von der Erkrankung ausgelöst werden. Viele Betroffene berichten, dass ehrliche Gespräche zu mehr Verständnis und Unterstützung führen. Vielleicht ist es auch hilfreich, gemeinsam mit dem Partner oder der Partnerin oder Familienangehörigen einen Arzttermin oder ein Beratungsgespräch wahrzunehmen, damit dein privates Umfeld die medizinischen Hintergründe besser nachvollziehen kann.

Trotz der Herausforderungen kann Hashimoto auch eine Chance sein, die Bindungen zu vertiefen. Wenn dein Umfeld versteht, was du durchmachst, kann es dich gezielt unterstützen. Gleichzeitig lernst du, auf deine eigenen Bedürfnisse zu hören und gesündere Grenzen zu setzen – eine Fähigkeit, die langfristig sowohl dir als auch deinen Beziehungen zugutekommt.

Job und Karriere

Der Berufsalltag kann bei Hashimoto besonders herausfordernd sein. Die Müdigkeit, die dich selbst nach einem zehnstündigen Schlaf nicht verlässt, macht es schwer, leistungsfähig zu bleiben. Konzentrationsprobleme und Brain Fog führen dazu, dass selbst einfache Aufgaben plötzlich anstrengend erscheinen. Emotionale Labilität und Reizbarkeit können die Zusammenarbeit mit Kolleg*innen erschweren. Vielleicht kennst du das Gefühl, den Anforderungen nicht mehr gerecht zu werden, und fragst dich, ob deine Karriere unter der Erkrankung leiden wird.

Hier ist es wichtig, ehrlich zu dir selbst zu sein und zu erkennen, dass deine Gesundheit Vorrang hat. Überlege, ob es in deinem Arbeitsumfeld Möglichkeiten gibt, den Druck zu reduzieren. Flexible Arbeitszeiten, Homeoffice oder kleinere Anpassungen der Aufgaben können oft einen großen Unterschied machen. Scheue dich nicht, mit deinem oder deiner Vorgesetzten oder vertrauenswürdigen Kolleg*innen über deine Situation zu sprechen. Du musst nicht jedes Detail preisgeben, aber ein offenes Gespräch kann Verständnis und Unterstützung schaffen.

Betrachte deinen Arbeitsplatz zudem als Chance, Strategien zur Selbstorganisation zu entwickeln. Plane regelmäßige Pausen ein, strukturiere deinen Tag so, dass du die wichtigsten Aufgaben dann erledigst, wenn du dich am fittesten fühlst, und übe dich darin, auch mal »Nein« zu sagen. Viele Menschen mit Hashimoto berichten, dass sie durch diese Anpassungen nicht nur beruflich, sondern auch persönlich gestärkt aus der Herausforderung hervorgegangen sind.

Fitness und körperliche Belastbarkeit

Sport ist ein zentraler Baustein für ein gesundes Leben, aber bei Hashimoto kann selbst ein Spaziergang zur Hürde werden. Ständige Erschöpfung, Muskelschmerzen und das Gefühl, keine Kraft zu haben, lassen die Motivation schrumpfen. Vielleicht hast du auch schon erlebt, dass dich intensive Trainingseinheiten mehr erschöpfen, als dass sie dir guttun. Trotzdem ist Bewegung essenziell – gerade bei Hashimoto. Ein aktiver Lebensstil hilft, den Stoffwechsel anzukurbeln, das Immunsystem zu stärken und Stress abzubauen, der deine Symptome verschlimmern kann. Aber es kommt darauf an, die richtige Balance zu finden.

Fang klein an: Ein zehnminütiger Spaziergang am Tag kann bereits Wunder wirken. Entdecke sanfte Bewegungsformen wie Yoga, Pilates oder Schwimmen, die deinen Körper stärken, ohne ihn zu überfordern. Probiere moderates Krafttraining für dich aus. Mehr Muskulatur steigert deinen Grundumsatz, weshalb du leichter überschüssige Pfunde abbaust. Außerdem führt sie zu einer stabileren Körperhaltung und mehr Vitalität. Wichtig ist, dass du dich nach dem Training erfrischt und nicht ausgelaugt fühlst und eine individuelle Bewegungsroutine entwickeln kannst, die zu deinem aktuellen Energielevel passt und dich Schritt für Schritt stärker macht.

ENTDECKE DEINE STÄRKE NEU

Hashimoto betrifft oft nicht nur ein Organ, sondern dein gesamtes Leben. Es kann sich anfühlen, als würde dir die Krankheit sämtliche Energie und Freude rauben. Doch genau hier liegt deine Chance: Du kannst lernen, die Kontrolle zurückzugewinnen und dein Leben neu zu gestalten. Die Tipps in diesem Buch helfen dir dabei, deine Kraft wieder aufzubauen – schnell und nachhaltig. Entscheidend ist, Hashimoto als Teil deines Lebens zu akzeptieren, ohne dich von der Krankheit bestimmen zu lassen. Sie definiert nicht, wer du bist. Mit den richtigen Strategien kannst du besser mit den Symptomen umgehen und deine Lebensqualität spürbar steigern. Dafür ist es wichtig, dir selbst mehr Raum zu geben. Gönne dir bewusst Erholungszeiten, die deine Energie stärken. Finde kleine, freudige Aktivitäten, die dir guttun – auch wenn sie anders aussehen als früher. Und mache dir keine Vorwürfe, wenn nicht alles perfekt läuft. Jeder kleine Fortschritt und Erfolg zählt und bringt dich deinem Ziel näher. Auch wenn Hashimoto Körper, Psyche und Alltag beeinflusst, bist du der Erkrankung nicht hilflos ausgeliefert. Mit dem richtigen Wissen, einer gezielten Behandlung und etwas Geduld kannst du wieder Balance in dein Leben bringen und die Krankheit sogar zurückdrängen. In den nächsten Kapiteln erfährst du mehr dazu.

6

HASHIMOTO BEHANDELN

HORMONE, KRÄUTER UND CO

WARUM EINE HORMONERSATZTHERAPIE SINNVOLL IST

Mir begegnen immer wieder Menschen mit Schilddrüsenunterfunktion beziehungsweise Hashimoto, die Angst davor haben, Hormone einzunehmen. Sie haben extreme Vorbehalte gegenüber einer Schilddrüsenhormonersatztherapie, denn für sie klingt das Wort »Hormone« oft nach etwas Künstlichem oder Nachteiligem, und viele Menschen möchten möglichst auf Medikamente verzichten. Doch lass uns kurz darüber sprechen, was es bedeutet, wenn dein Körper nicht mehr in der Lage ist, ausreichend Schilddrüsenhormone zu produzieren, und was passiert, wenn du ihm die nötige und verfügbare Therapie vorenthältst. Dazu ein kleiner Ausflug in die Geschichte: Vor etwa 100 Jahren, bevor es die Möglichkeit der Hormonersatztherapie gab, war eine Schilddrüsenunterfunktion eine lebensbedrohliche Erkrankung. Menschen, deren Schilddrüse ihre Funktion verloren hatte, litten nicht nur unter extremer Erschöpfung, Gewichtszunahme und Kälteempfindlichkeit, sondern sie starben schließlich an den Folgen ihrer Unterfunktion. Kinder schilddrüsenerkrankter Mütter kamen entweder tot oder schwer fehlgebildet zur Welt. Eine Schilddrüsenunterfunktion im Kindes- und Jugendalter bedeutete Entwicklungsstörungen, Unfruchtbarkeit und soziale Isolation.

Dank der modernen Medizin stehen uns heute jedoch Präparate zur Verfügung, die diese lebenswichtigen Hormone ersetzen und es Betroffenen ermöglichen, ein weitgehend normales Leben zu führen.

Schilddrüsenhormone sind keine Antibabypille

Bei manchen Menschen besteht die Befürchtung, dass eine Hormonersatztherapie ähnlich problematisch sein könnte wie die Einnahme der Antibabypille. Doch hier gibt es einen entscheidenden Unterschied: Schilddrüsenhormone ersetzen exakt das, was dein Körper natürlicherweise selbst produzieren würde, wenn er dazu in der Lage wäre. Sie sind keine zusätzlichen Hormone, die deinen Hormonhaushalt verändern und biologische Vorgänge wie beispielsweise den Eisprung unterdrücken, sondern stellen die normale Balance wieder her, die dein Körper dringend benötigt.

Im Gegensatz dazu greift die Antibabypille aktiv in deinen Hormonhaushalt ein, um eine Schwangerschaft zu verhindern, indem sie dem Körper vortäuscht, bereits schwanger zu sein. Dabei werden künstliche Hormone eingesetzt, die nicht exakt den körpereigenen entsprechen und auf komplexe Weise den natürlichen Zyklus beeinflussen.

Schilddrüsenhormone hingegen sind identisch mit den körpereigenen Hormonen T3 (Trijodthyronin) und T4 (Thyroxin). Sie führen keine »neuen« Funktionen in deinem Körper aus, sondern stellen lediglich sicher, dass dein Stoffwechsel und deine Organe wieder normal arbeiten können.

Das Fehlen der Schilddrüsenhormone

Wenn deine Schilddrüse nicht ausreichend Hormone produziert und diese nicht ersetzt werden, arbeitet dein gesamter Organismus im Notfallmodus. Dein Körper erkennt den Mangel und versucht verzweifelt, diesen auszugleichen, indem die Hypophyse vermehrt das Steuerungshormon TSH ausschüttet. Das TSH signalisiert der Schilddrüse: »Arbeite mehr, produziere mehr Hormone!« Doch was passiert, wenn die Schilddrüse dazu gar nicht mehr in der Lage ist? Der TSH-Spiegel bleibt dauerhaft erhöht, und der Stress auf deinen Organismus nimmt immer weiter zu. Das ist ungefähr so, wie wenn ein Bäckermeister seinen Lehrling ständig anschreit, mehr zu arbeiten – obwohl weder Mehl noch Hefe vorhanden sind, um Brötchen zu backen.

Ein dauerhaft erhöhter TSH-Wert kann gravierende Folgen haben. Hier einige Beispiele:

- **Kropfbildung:** Aufgrund der ständigen Stimulation der Schilddrüse versucht diese, den Mangel durch Zellwachstum zu kompensieren. Das führt im Verlauf unweigerlich zur Vergrößerung des Organs, was man als Kropf oder Struma bezeichnet. Dieser kann nicht nur ästhetisch störend sein, sondern auch Druck auf die Luftröhre oder Speiseröhre ausüben und Atem-, Sprech- oder Schluckprobleme verursachen.
- **Herzbelastung:** Der Stoffwechsel wird durch den Hormonmangel stark verlangsamt, was das Herz zusätzlich belastet. Dies kann langfristig zur Herzinsuffizienz führen.
- **Mentale Einschränkungen:** Ein unbehandelter Mangel an Schilddrüsenhormonen wirkt sich auch auf das Gehirn aus. Konzentrationsprobleme, Gedächtnisstörungen und depressive Verstimmungen sind häufige Folgen.
- **Muskuläre und organische Degeneration:** Der verlangsamte Stoffwechsel führt dazu, dass Muskeln und Organe weniger gut durchblutet und versorgt werden. Dies kann ihre Funktionalität langfristig einschränken. Es kommt zu einem Muskelschwund und zum Knochenabbau mit erhöhter Bruchgefahr.

HORMONERSATZTHERAPIE

Die Möglichkeit, heutzutage Schilddrüsenhormone ersetzen zu können, ist ein Segen, den wir oft als viel zu selbstverständlich ansehen. Diese Therapie gibt deinem Körper, was er braucht. Statt also deinen Körper weiter unter Stress zu setzen, kannst du mit einer Hormonersatztherapie deinem Organismus die Ruhe und die Balance zurückgeben, die er braucht, um zu funktionieren. Im Verlauf sind Dosisreduktionen und sogar auch das vollständige Ausschleichen der Hormone möglich. Aber dazu muss der Körper erst einmal die Chance erhalten, gesund werden zu können.

Falls du Bedenken hast, sprich mit deiner Ärztin oder deinem Arzt oder suche den Dialog mit anderen Betroffenen. Viele berichten, dass sie sich nach Beginn der Therapie wie »neugeboren« gefühlt haben und endlich die Energie und Lebensfreude zurückgewannen, die ihnen so lange gefehlt hatten. Eine Schilddrüsenhormonersatztherapie ist keine Schwäche – sie ist eine Möglichkeit, deinem Körper das zu geben, was er braucht, um dich stark, gesund und leistungsfähig zu machen.

Thyroxin – T4

Das bekannteste Medikament in der Schilddrüsentherapie ist das reine T4-Präparat, auch bekannt als Levothyroxin. T4 ist das sogenannte »inaktivere« Schilddrüsenhormon, das im Körper zu T3, der aktiveren Form, umgewandelt wird. T4 sorgt dafür, dass der Körper immer einen ausreichenden »Vorrat« an Schilddrüsenhormonen hat. Die Umwandlung zu T3 erfolgt vor allem in der Leber, den Muskeln und dem Darm. Es ist in der Regel gut verträglich und einfach zu dosieren. Außerdem kann die Dosierung individuell angepasst werden, um den Hormonspiegel zu stabilisieren. Wichtig zu wissen ist, dass manche Menschen eine sogenannte Umwandlungsschwäche aufweisen, bei der T4 nicht ausreichend in T3 umgewandelt wird. In solchen Fällen reicht ein reines T4-Präparat oft nicht aus.

Trijodthyronin – T3

Während T4, das gewissermaßen die Vorstufe des Schilddrüsenhormons T3 darstellt, erst im Körper aktiviert werden muss, ist T3 die aktivere Form. Es wirkt direkt auf die Zellen und entfaltet sofort seine stoffwechselanregende Wirkung. Das sorgt dafür, dass Energie umgewandelt und Abfall- und Schadstoffe aus den Körperzellen abgetragen werden können.

Vor allem bei Menschen mit Umwandlungsschwäche, bei denen ein reines T4-Präparat nicht ausreicht, ist der Einsatz eines T3-Präparates sinnvoll. Außerdem ist es bei Betroffenen empfehlenswert, die trotz »guter« T4-Werte weiterhin Symptome einer Unterfunktion haben. Die Vorteile des T3-Präparates bestehen darin, dass es schnell Symptome wie Müdigkeit und Konzentrationsprobleme lindern, den Grundumsatz heben und damit Übergewicht entgegenwirken kann. Die Herausforderung beim T3-Präparat besteht darin, dass die Wirkung von T3 deutlich schneller einsetzt als die von T4 und besonders bei sensitiven Personen speziell in der Anfangszeit der Medikamenteneinstellung zu überschießenden Reaktionen wie Herzrasen und Nervosität führen kann. Deshalb ist es wichtig, die Dosierung des Medikaments langsam und vorsichtig einzuschleichen.

Kombinationspräparate

Kombinationspräparate enthalten sowohl T4 als auch T3, meist in einem festen Verhältnis. Diese Medikamente können für einige Patient*innen eine gute Lösung sein, da sie die Vorteile beider Hormone kombinieren und aufgrund der Wirkstoffkombination zweier Präparate in einem eine komfortable Einnahmevariante darstellen. Jedoch sind Kombinationspräparate nicht für jeden Menschen und alle Betroffenen gleichermaßen geeignet. Das liegt daran, dass das Verhältnis von T4 zu T3 im Medikament oft nicht den individuellen und wechselnden Bedürfnissen des Körpers entspricht. Wenn du die Hormonkonzentration individuell und tagesformabhängig auf deinen Körper abstimmen möchtest, ist ein Kombinationspräparat daher eher unpraktisch. Wenn du jedoch einen recht stabilen Bedarf hast und eine einfache Lösung für die Medikamenteneinnahme suchst, dann sind Kombipräparate gut für dich geeignet.

Vorsicht bei Herzerkrankungen

Für Menschen mit Blutdruck- oder Herz-Kreislauf-Erkrankungen wie Herzmuskelschwäche, chronischem Herzrasen, Schmerz in der Herzgegend mit Beengungsgefühl *(Angina Pectoris)* wird die Einnahme eines T3-Präparats nicht empfohlen. Vor der Einnahme solltest du immer mit deiner Ärztin oder deinem Arzt über mögliche medizinische Gegenanzeigen und Wechselwirkungen sprechen.

Vorteile synthetischer Hormone

Synthetische Hormone wie Levothyroxin (T4) oder Liothyronin (T3) bieten eine exakte Dosierung. Dadurch ermöglichen sie eine stabile Einstellung, ohne dass die Hormonwerte unkontrolliert schwanken. Die chemische Struktur der synthetischen Präparate stimmt exakt mit den menschlichen Hormonen überein – sie unterscheiden sich also nicht von den Hormonen, die dein Körper selbst produzieren würde.

Ein weiterer Vorteil synthetischer Hormone ist die individuelle Anpassbarkeit. Je nach Bedarf kann die Dosierung von T4 und T3 fein abgestimmt werden, um den individuellen Stoffwechsel optimal zu unterstützen.

Bioidentische Hormone

Die Diskussion über bioidentische Hormone ist unter Schilddrüsenbetroffenen ein häufiges Thema. Viele Menschen, die sich mit einer Schilddrüsenunterfunktion oder Hashimoto-Thyreoiditis auseinandersetzen, sind der Meinung, dass bioidentische Hormone »natürlicher« und damit besser verträglich für den Körper seien. Schließlich werden diese Hormone aus tierischen Quellen gewonnen und enthalten ein breiteres Spektrum an Schilddrüsenhormonen, darunter T4, T3 und sogar T2. Aber halten sie wirklich, was sie versprechen? Dazu schau dir einmal an, was bioidentische Hormone eigentlich sind. Bioidentische Hormone werden aus natürlichen Quellen hergestellt, meistens aus Schweineschilddrüsenextrakten. Sie enthalten sowohl T4 (Thyroxin) als auch T3 (Trijodthyronin) und können zudem kleine Mengen an anderen Hormonen wie T2 oder T1 aufweisen.

Ein Argument, das häufig zugunsten bioidentischer Hormone angeführt wird, ist ihre Ähnlichkeit mit den körpereigenen menschlichen Hormonen. Da sie aus natürlichen Quellen stammen, fühlen sich viele Betroffene mit dem Gedanken wohler, sie zu verwenden. Manche Nutzer*innen bioidentischer Hormone berichten von einer besseren Verträglichkeit und einem spürbaren Energieschub, besonders wenn sie vorher nur synthetische T4-Präparate eingenommen haben. Das liegt am ehesten daran, dass die enthaltenen T3-Anteile direkt verfügbar sind und den Körper schneller aktivieren können, während synthetisches T4 erst umgewandelt werden muss, um wirksam zu sein.

Das Vorhandensein auch der anderen Hormone wie T1 und T2 kann eine unterstützende Wirkung auf den Stoffwechsel haben. Diese Hormone sind in rein synthetischen Präparaten nicht enthalten.

Nachteile und Risiken bioidentischer Hormone

Trotz der Vorzüge gibt es erhebliche Nachteile, die viele Betroffene nicht direkt bedenken. Ein zentrales Problem ist die fehlende Standardisierung der Dosierung. Schweineschilddrüsenextrakte enthalten zwar Hormone in einem »natürlichen« Verhältnis, dieses entspricht jedoch nicht exakt dem menschlichen Bedarf. Während der menschliche Körper etwa ein Verhältnis von T4 zu T3 von 10:1 benötigt, liegt dieses Verhältnis in Schweineschilddrüsen bei etwa 4:1. Das bedeutet, dass bioidentische Hormone oft mehr T3 enthalten, als dein Körper tatsächlich braucht, was bei vielen zu Symptomen einer Überdosierung führen kann.

Ein weiteres Problem ist die schwankende Hormonkonzentration in den Extrakten. Da sie aus biologischem Material gewonnen werden, können selbst innerhalb einer Charge erhebliche Unterschiede auftreten. Das bedeutet, dass die Hormondosierung von Tablette zu Tablette variieren kann. Dies führt bei den Betroffenen zu stark schwankenden Schilddrüsenwerten und damit zu einer instabilen Behandlung, bei welcher der Organismus Achterbahn fährt. Symptome wie Herzrasen, innere Unruhe oder gar ein Gefühl von Überfunktion sind nicht selten. Die Betroffenen wissen häufig gar nicht, warum es ihnen so schlecht geht, weil sie die Symptome nicht mit der schwankenden Wirkstoffdosierung in Zusammenhang bringen. Infolgedessen wird dann lange nichts an der Medikation verändert, was für das Wohlbefinden vieler Betroffener nicht förderlich ist.

Entscheidung für bioidentische Präparate gut abwägen

Bioidentische Hormone können eine Option für bestimmte Schilddrüsenbetroffene sein, insbesondere wenn synthetische Präparate nicht gut vertragen werden. Doch sie sind keineswegs in jeder Hinsicht besser geeignet. Vielmehr bergen sie durch ihre unpräzise Dosierung und das für Menschen nicht ideale Hormonverhältnis Risiken, die sorgfältig abgewogen werden sollten.

Wenn du über den Einsatz bioidentischer Hormone nachdenkst, ist es essenziell, dir fachgerechte ärztliche Hilfe zu suchen, zum Beispiel in einer endokrinologischen Praxis, bei der deine individuellen Bedürfnisse berücksichtigt werden. Letztlich geht es darum, deinem Körper genau das zu geben, was er braucht – nicht mehr und nicht weniger. Dank moderner Medizin hast du heute die Möglichkeit, deine Schilddrüse optimal zu unterstützen und ein Leben mit stabilen Hormonwerten und guter Lebensqualität zu führen.

HOMÖOPATHIE UND NATURMEDIZIN

Neben der klassischen Hormontherapie gibt es viele alternative Ansätze, die dich bei Hashimoto unterstützen können. Diese ersetzen zwar nicht die Hormone, können aber helfen, den Körper zu unterstützen und die Beschwerden zu lindern.

Homöopathische Medikamente

Die Homöopathie wird oft kontrovers diskutiert. Viele Schilddrüsenbetroffene greifen auf homöopathische Mittel zurück, um ihre Symptome zu lindern. Beliebte Mittel sind hierbei zum Beispiel *Sepia* bei Müdigkeit und Erschöpfung oder *Lycopodium* bei Verdauungsproblemen. Homöopathie kann durchaus unterstützend wirken, ersetzt aber keine Hormonersatztherapie. Zudem ist es wichtig zu wissen, dass wissenschaftliche Beweise für ihre Wirksamkeit fehlen. Jedoch berichten viele Betroffene von einer subjektiven Verbesserung ihres Wohlbefindens, was in der Regel am ehesten einem ausgeprägten Placeboeffekt zu verdanken ist.

Natürliche Kräutermedizin

Die Natur bietet eine Vielzahl von Heilpflanzen, die gezielt die Schilddrüse, das Immunsystem und andere wichtige Körperfunktionen unterstützen können. Du kannst dir speziell für die Schilddrüse viele davon zunutze machen. Hierbei ist es jedoch wichtig, nicht nur die Wirkstoffe zu kennen, sondern auch die richtige Dosierung und Anwendung zu beachten. Im Folgenden findest du eine ganze Reihe von erprobten naturheilkundlichen Heilpflanzen, die sehr wirksam bei Schilddrüsenerkrankungen sein können.

Manche der vorgestellten Heilpflanzen wirken regulierend auf das Hormonsystem, andere entzündungshemmend oder entgiftend. Sie können auch bei der Stressregulation helfen, die gerade bei Hashimoto eine zentrale Rolle spielt. Entscheidend ist, die Pflanzen sinnvoll zu kombinieren und individuell auf deinen Bedarf abzustimmen.

Für sie alle gilt: Es sollte zunächst mit einer niedrigen Dosierung begonnen werden. Taste dich heran. Wenn du keine unangenehmen Effekte feststellst, kannst du nach und nach mehr zu dir nehmen.

Bitte beachte: Eine individuelle Anpassung und ärztliche Beratung sind unerlässlich, besonders bei der Einnahme mehrerer Kräuter oder bei bestehenden Erkrankungen. Während einer Schwangerschaft oder der Stillzeit die Einnahme bitte unbedingt immer ärztlich abklären.

Stressabbau und Hormonbalance

Heiliges Basilikum *(Tulsi)*

- Wirkung: entzündungshemmend, hilft bei oxidativem Stress und balanciert Hormone aus
- Dosierung: 300 bis 500 Milligramm als Extrakt oder zwei bis drei Tassen Tee täglich aus getrockneten Blättern
- Hinweis: In seltenen Fällen kann Tulsi leicht blutverdünnend wirken, daher ist bei Einnahme von blutverdünnenden Medikamenten Vorsicht geboten.

Maca-Wurzel *(Lepidium meyenii)*

- Wirkung: regeneriert die Energieproduktion und reguliert Hormone; besonders bei hormonellem Ungleichgewicht durch Schilddrüsenunterfunktion hilfreich; wirkt zudem anregend und Libido fördernd
- Dosierung: 1,5 bis 3 Gramm täglich in Pulverform, als Maca-Latte (Pflanzenmilch), in Smoothies oder Joghurt gemischt
- Hinweis: Wenn du hormonell sensibel reagierst (zum Beispiel bei Östrogendominanz), taste dich langsam heran und beobachte deinen Körper.

Ginseng *(Panax ginseng)*

- Wirkung: fördert Stressresistenz, Konzentration und Energie
- Dosierung: 200 bis 400 Milligramm Ginseng-Extrakt. Morgens einnehmen, um die Energieproduktion zu unterstützen
- Hinweis: Kann bei empfindlichen Personen zu Nervosität, Schlafstörungen oder erhöhtem Blutdruck führen, daher nicht abends einnehmen. Bei gleichzeitigem Einsatz von Blutverdünnern, Antidiabetika oder stimulierenden Medikamenten ist Vorsicht geboten. In Schwangerschaft und Stillzeit wird von einer Anwendung eher abgeraten.

Entgiftung und Hormonumwandlung

Mariendistel *(Silybum marianum)*

- Wirkung: schützt die Leberzellen und fördert die Entgiftung – wichtig für die Umwandlung von T4 in T3
- Dosierung: 200 bis 400 Milligramm Silymarin-Extrakt täglich, idealerweise nach einer Mahlzeit
- Hinweis: Kann bei empfindlichem Magen zu Blähungen führen. In Schwangerschaft und Stillzeit sind normale Mengen in Tees meist unbedenklich, hochdosierte Extrakte jedoch nur nach ärztlicher Rücksprache anwenden.

Löwenzahn *(Taraxacum officinale)*

- Wirkung: fördert die Gallensekretion und unterstützt den Stoffwechsel
- Dosierung: 1 bis 2 Tassen Tee aus getrockneten Wurzeln oder Blättern täglich
- Hinweis: nicht geeignet bei Gallensteinen oder Gallengangsverschluss; als Lebensmittel wie Salat oder milder Tee unbedenklich; hochkonzentrierte Präparate bitte nur nach Rücksprache verwenden

Artischocke *(Cynara scolymus)*

- Wirkung: regt die Leberfunktion an und verbessert die Verdauung
- Dosierung: 300 bis 600 Milligramm Artischocken-Extrakt täglich, vor den Mahlzeiten
- Hinweis: Vorsicht bei Gallenproblemen; kann zu Blähungen führen. Als Gemüse ist Artischocke auch in Schwangerschaft und Stillzeit unbedenklich, hochdosierte Extrakte sollten jedoch nur nach Rücksprache mit Fachpersonal eingenommen werden.

Kurkuma *(Curcuma longa)*

- Wirkung: entzündungshemmend und antioxidativ; fördert die Lebergesundheit
- Dosierung: 1 bis 2 Gramm Kurkumin täglich, vorzugsweise mit Pfeffer (zum Beispiel als Goldene Milch, Rezept auf Seite 178) und einem Schuss hochwertigem Öl (Beides verbessert die Aufnahme des Kurkumins)
- Hinweis: Bei Gallensteinen und blutverdünnenden Medikamenten Rücksprache halten; als Gewürz in der Küche gut verträglich

Brennnessel *(Urtica dioica)*

- Wirkung: fördert die Entgiftung und liefert Mineralstoffe wie Eisen und Magnesium
- Dosierung: 2 bis 3 Tassen Tee aus getrockneten Blättern oder 500 Milligramm Extrakt täglich
- Hinweis: Kann harntreibend wirken; ausreichend Wasser trinken. Leichte Tees oder als Lebensmittel (beispielsweise in der Suppe) gelten als sicher.

Schisandra *(Schisandra chinensis)*

- Wirkung: unterstützt die Leber und wirkt antioxidativ; fördert eine gesunde hormonelle Balance
- Dosierung: 500 bis 1000 Milligramm pro Tag als Extrakt oder ein bis zwei Tassen Tee
- Hinweis: kann bei empfindlichen Personen zu Magenreizungen führen; als Tee in moderaten Mengen meist gut verträglich

Immunstärkend und entzündungshemmend

Vitalpilz Reishi *(Ganoderma lucidum)*

- Wirkung: stärkt das Immunsystem und moduliert Autoimmunreaktionen
- Dosierung: 500 bis 1000 Milligramm als Extrakt oder ein bis zwei Tassen Tee
- Hinweis: kann harntreibend wirken, daher ausreichend Wasser trinken; leichte Tees oder als Lebensmittel (beispielsweise in der Suppe) gelten als sicher

Vitalpilz Shiitake *(Lentinula edodes)*

- Wirkung: unterstützt die Immunabwehr und die Darmgesundheit.
- Dosierung: 2 bis 3 Gramm täglich als Pulver oder 200 bis 400 Milligramm Extrakt
- Hinweis: als Speisepilz in der Regel unbedenklich; in seltenen Fällen können Hautreaktionen auftreten.

Schwarzkümmelöl *(Nigella sativa)*

- Wirkung: reguliert das Immunsystem, wirkt entzündungshemmend und hilft, die Schilddrüsenantikörper zu senken
- Dosierung: 1 Esslöffel Schwarzkümmelöl pro Tag, pur oder in Salatdressings
- Hinweis: kann leicht blutverdünnend wirken

Rosmarin *(Rosmarinus officinalis)*

- Wirkung: fördert die Durchblutung und reduziert Entzündungen
- Dosierung: 1 bis 2 Tassen Tee täglich oder als Gewürz
- Hinweis: als Küchengewürz oder milder Tee unproblematisch

Olivenblatt-Extrakt *(Olea europaea)*

- Wirkung: wirkt antioxidativ, stärkt das Immunsystem und reduziert Entzündungen
- Dosierung: 500 bis 1000 Milligramm pro Tag als Extrakt
- Hinweis: Kann den Blutdruck senken.

Verdauungsfördernd und stoffwechselunterstützend

Pfefferminze *(Mentha piperita)*

- Wirkung: löst Krämpfe und fördert die Verdauung
- Dosierung: 2 bis 3 Tassen Tee täglich oder als ätherisches Öl in der Aromatherapie
- Hinweis: ätherisches Öl nicht unverdünnt anwenden

Ingwer *(Zingiber officinale)*

- Wirkung: regt die Verdauung an und wirkt entzündungshemmend
- Dosierung: 1 bis 2 Gramm frischer Ingwer oder Pulver in Tee oder Speisen
- Hinweis: kann bei empfindlichem Magen Sodbrennen auslösen

Kümmel *(Carum carvi)*

- Wirkung: löst Blähungen und Verdauungsbeschwerden
- Dosierung: 1 bis 2 Teelöffel Samen, zerstoßen, als Tee aufbrühen
- Hinweis: gut verträglich, auch in Schwangerschaft und Stillzeit als Tee oder Gewürz in üblichen Mengen unproblematisch

Fenchel *(Foeniculum vulgare)*

- Wirkung: fördert die Darmgesundheit und wirt beruhigend
- Dosierung: 2 bis 3 Tassen Tee täglich
- Hinweis: kann östrogenähnlich wirken; in der Stillzeit oft förderlich, in der Schwangerschaft in moderaten Mengen als Tee in der Regel unbedenklich

Zimt *(Cinnamomum verum)*

- Wirkung: stabilisiert den Blutzuckerspiegel und fördert die Verdauung
- Dosierung: 1 bis 2 Gramm Zimt täglich, zum Beispiel in Smoothies oder Porridge
- Hinweis: Bitte nur echten Ceylon-Zimt verwenden, da dieser wenig Cumarin enthält.

Energie- und stoffwechselstärkend

Vitalpilz Cordyceps *(Ophiocordyceps sinensis)*

- Wirkung: erhöht die Energieproduktion und unterstützt die Nebennieren
- Dosierung: 500 bis 1000 Milligramm täglich als Extrakt oder Pulver
- Hinweis: kann anregend wirken, daher am besten morgens einnehmen

Gojibeeren *(Lycium barbarum)*

- Wirkung: stärken das Immunsystem und fördern die Energie
- Dosierung: 20 bis 30 Gramm getrocknete Beeren pro Tag
- Hinweis: in moderaten Mengen als Lebensmittel meist unbedenklich, können jedoch mit blutverdünnenden Medikamenten interagieren

Camu-Camu *(Myrciaria dubia)*

- Wirkung: reich an Vitamin C, stärkt die Nebennieren und das Immunsystem
- Dosierung: 1 bis 2 Gramm Pulver täglich, in Wasser oder Säften
- Hinweis: bei empfindlichem Magen langsam einschleichen

Rhodiola *(Rhodiola rosea)*

- Wirkung: natürliches Adaptogen zur Förderung von Energie, Stressresistenz und mentaler Klarheit; ideal bei stressbedingter Erschöpfung und hormonellem Ungleichgewicht – auch bei Hashimoto
- Dosierung: 200 bis 400 Milligramm täglich (Extrakt)
- Hinweis: am besten morgens einnehmen und abends meiden, da aktivierend

7

DIE 5 SÄULEN

FÜR EINE GESUNDE SCHILDDRÜSE

DIE BASIS

Die fünf Säulen, die du in diesem Kapitel kennenlernst, bieten dir einen umfassenden Ansatz, um deine Schilddrüsengesundheit gezielt zu stärken. Sie vereinen Strategien, die dein Wohlbefinden fördern und deine Schilddrüsenfunktion unterstützen. Diese Maßnahmen helfen nicht nur bei Hashimoto, sondern auch bei anderen Formen der Schilddrüsenunterfunktion. Mit ihrer gezielten Kombination kannst du aktiv zu deiner Gesundheit beitragen und Beschwerden nachhaltig lindern.

Der Anfang: dein Mindset entscheidet

Alles beginnt mit deiner Einstellung. Die Art, wie du über deine Gesundheit und deine Herausforderungen denkst, ist entscheidend dafür, wie du handelst. Ein positives Mindset gibt dir die Kraft, neue Gewohnheiten zu etablieren und alte, belastende Muster loszulassen. Die ab Seite 134 vorgestellte Yager Mind Matrix® ist ein mächtiges Werkzeug, um tief verwurzelte Blockaden zu lösen. Sie arbeitet mit deinem höheren Bewusstsein, um innere Konflikte auf sanfte Weise aufzulösen. Du kannst mit dieser Methode nicht nur emotionale Belastungen reduzieren, sondern auch gezielt deine Selbstheilungskräfte aktivieren.

Denke daran: Dein Körper ist nicht gegen, sondern für dich. Die Symptome, die du vielleicht als störend empfindest, sind Signale, die dir zeigen, wo etwas aus dem Gleichgewicht geraten ist. Betrachte sie als Hinweise, die dir den Weg zu mehr Gesundheit weisen.

Der Darm: Zentrum deiner Gesundheit

Ein gesunder Darm ist die Basis für einen gesunden Körper – und eine gesunde Schilddrüse. In deinem Darm werden Nährstoffe wie Selen, Eisen, Zink und Vitamin D aufgenommen, die für die Hormonproduktion unerlässlich sind. Gleichzeitig produziert eine intakte Darmflora entzündungshemmende Substanzen, die dein Immunsystem stabilisieren. Wenn dein Darm aus dem Gleichgewicht geraten ist, zum Beispiel durch Stress, Antibiotika oder eine ungesunde Ernährung, können Nahrungsergänzungen wie Probiotika und Präbiotika helfen. Lebensmittel wie fermentiertes Gemüse (zum Beispiel Sauerkraut oder Kimchi) fördern eine gesunde Darmflora. Ballaststoffe aus Flohsamenschalen, Leinsamen oder Obst und Gemüse reinigen den Darm und sorgen dafür, dass er optimal arbeiten kann. Die Verbindung zwischen Darmgesundheit und Schilddrüse ist so eng, dass du oft schon durch einfache Veränderungen in der Ernährung spürbare Verbesserungen bemerkst.

Ernährung: der Motor für deinen Körper

Deine Ernährung ist nicht nur Treibstoff – sie ist Medizin. Eine entzündungshemmende, nährstoffreiche Kost ist die Grundlage für eine gesunde Schilddrüse und ein funktionierendes Hormonsystem. Dabei geht es nicht um Verzicht, sondern um bewusstes Genießen. Lebensmittel wie Kreuzblütler-Gemüse (zum Beispiel Brokkoli, Rosenkohl oder Blumenkohl) enthalten sekundäre Pflanzenstoffe, die den Abbau überschüssiger Hormone unterstützen. Leinsamen und Chiasamen liefern Ballaststoffe, die nicht nur die Verdauung fördern, sondern auch überschüssiges Östrogen binden.

Gesunde Fette, wie sie in der Avocado vorkommen, Olivenöl oder Kokosöl sind essenziell für die Hormonproduktion, während hochwertige Proteine aus Fisch, Eiern oder Hülsenfrüchten deinem Körper die Bausteine für Zellreparatur und Regeneration liefern. Gleichzeitig ist es wichtig, entzündungsfördernde Lebensmittel wie Zucker, Gluten, industriell verarbeitete Produkte sowie Tiermilch und Tiermilchprodukte genauso zu meiden wie Soja und Koffein. Diese belasten nicht nur die Schilddrüse, sondern auch deine Leber, deine Nebennieren und deinen Darm – alles Organe, die eng mit der Schilddrüse zusammenarbeiten.

Leberstärkung: Unterstützung im Hintergrund

Die Leber ist eine stille, aber unverzichtbare Helferin deiner Schilddrüse. Sie baut überschüssige Hormone ab und sorgt dafür, dass T4, das Speicherhormon der Schilddrüse, in T3, das aktive Hormon, umgewandelt wird. Wenn die Leber überlastet ist – durch Toxine, Stress oder falsche Ernährung –, gerät dieser Prozess ins Stocken.

Bitterstoffe aus Heilpflanzen wie Mariendistel, Löwenzahn oder Artischocke können die Leber entlasten und ihre Regeneration fördern. Regelmäßige Leberwickel mit Rizinusöl oder warmem Wasser regen die Durchblutung der Leber an und helfen ihr, ihre Aufgaben besser zu erfüllen. Auch eine ausreichende Flüssigkeitszufuhr, idealerweise in Form von Kräutertees oder stillem Wasser, unterstützt die Leber bei ihrer Entgiftungsarbeit (geeignete Teesorten findest du auf Seite 176).

Nebennierenstärkung: Stress bewältigen, Energie zurückgewinnen

Deine Nebennieren spielen eine Schlüsselrolle bei der Stressbewältigung. Chronischer Stress ist einer der häufigsten Auslöser für Schilddrüsenprobleme, weil er die Nebennieren überfordert und den Hormonhaushalt ins Wanken bringt. Sanfte Adaptogene wie Vitalpilze, Rhodiola oder Schisandra helfen deinen Nebennieren, besser mit Stress umzugehen.

Auch ein fester Schlafrhythmus, regelmäßige Pausen und Entspannungstechniken wie Yoga oder Meditation können Wunder wirken. Stressmanagement ist keine Nebensache – es ist zentral für deine Heilung. Die Verbindung zwischen Nebennieren, Schilddrüse und Hormonsystem zeigt: Wenn du die Nebennieren entlastest, profitiert dein gesamter Körper.

Weitere Faktoren, die zur ganzheitlichen Gesundheit beitragen

- **Emotionale Gesundheit: Beziehungen und das persönliche Umfeld klären**
  Manchmal sind es nicht nur körperliche Belastungen, die uns aus dem Gleichgewicht bringen, sondern auch emotionale. Beziehungen, die dir Energie rauben, oder ein Umfeld, das dich stresst, können genauso belastend sein wie schlechte Ernährung oder Schlafmangel. Kläre, was dir guttut und was nicht - und gönn dir den Mut, Grenzen zu setzen. Umgebe dich mit Menschen, die dich unterstützen und stärken.

- **Gezielte Unterstützung durch Nahrungsergänzungsmittel und Heilpflanzen**
  Manchmal braucht dein Körper zusätzliche Hilfe. Nahrungsergänzungsmittel wie Selen, Zink, Vitamin D, Vitamin-B-Komplex, Magnesium, Eisen oder Omega-3-Fettsäuren können gezielt Lücken schließen und die Schilddrüsenfunktion unterstützen. Heilpflanzen wie Mönchspfeffer helfen, den Hormonhaushalt zu regulieren, Vitalpilze sind kraftvolle Adaptogene, die deine Stressresilienz stärken und dich mit wichtigen Mineralien versorgen, während Brennnessel die Entgiftung fördert und gleichzeitig wichtige Vitalstoffe liefert.

DEINE GANZHEITLICHE REISE

ALLES IST VERBUNDEN

Gesundheit ist ein Zusammenspiel. Deine Schilddrüse, dein Darm, deine Leber und deine Nebennieren arbeiten Hand in Hand. Wenn du ein Organ unterstützt, profitiert das ganze System. Dabei geht es nicht um Perfektion, sondern um bewusste, liebevolle Entscheidungen. Jeder kleine Schritt, den du gehst, bringt dich näher an ein Leben in Balance und Wohlbefinden.

Mit diesem ganzheitlichen Ansatz hast du ein kraftvolles Werkzeug, um deine Gesundheit in die Hand zu nehmen. Lass dich nicht entmutigen, wenn nicht alles sofort perfekt klappt – dein Körper ist geduldig, und jeder positive Impuls zählt. Du hast die Stärke, dein Leben zu verändern und deine Energie zurückzugewinnen.

SÄULE 1: MINDSET

Der Geist ist mächtiger, als viele glauben. Insbesondere bei chronischen Erkrankungen wie Hashimoto, die oft mit einem überforderten Immunsystem und einer gestressten Schilddrüse einhergehen, spielt die mentale Ausrichtung eine entscheidende Rolle.

Stress, negative Gedanken und alte, belastende Glaubenssätze wirken wie unsichtbare Bremsklötze, die den Heilungsprozess hemmen und die Symptome verschlimmern können. Die gute Nachricht: Du kannst aktiv etwas tun, um deine mentale Kraft zu stärken und dein Inneres auf Heilung auszurichten. Mit gezielter Arbeit an deinem Mindset wird dein Geist zum Katalysator für deine Genesung.

Oft tragen wir innere Blockaden mit uns herum, die uns zurückhalten und unseren Alltag unbemerkt dominieren. Solche Blockaden entstehen meist durch vergangene Erfahrungen, tief sitzende Überzeugungen oder Prägungen, die uns daran hindern, unser Potenzial auszuschöpfen. Vielleicht glaubst du, immer perfekt sein zu müssen, oder du fühlst dich schuldig, wenn du dir Zeit für dich selbst nimmst. Solche Gedankenmuster setzen dich unter Druck – und chronischer Stress ist Gift für deine Schilddrüse. Die Folgen: Dein Körper bleibt in einem Zustand ständiger Alarmbereitschaft, und die Selbstheilungskräfte geraten ins Hintertreffen.

Erste Schritte zur Lösung von Blockaden

Um Blockaden zu erkennen, musst du zunächst achtsam auf deine inneren Reaktionen achten. Fühlst du dich oft müde, gereizt oder unzufrieden, ohne dass du die Ursache benennen kannst? Kreisen deine Gedanken immer wieder um Perfektion, Fehler oder Sorgen, die dich festzuhalten scheinen? Falls ja, dann ist es Zeit, genauer hinzusehen. Reflektiere deine Glaubenssätze: Welche inneren Regeln hast du für dich aufgestellt? Welche davon hast du dir bewusst vorgenommen und welche haben sich mit der Zeit eingeschlichen und manifestiert? Welche Überzeugungen hindern dich daran, loszulassen? Erkenne die Anzeichen – ein permanentes Gefühl des »Nicht-genug-Seins« oder ständige Selbstkritik sind oft Hinweise auf innere Blockaden, die es zu lösen gilt.

Die gute Nachricht: Du kannst dein Selbstwertgefühl aufbauen, unabhängig davon, was die Vergangenheit dir mitgegeben hat. Hilfreiche Werkzeuge sind:

- **Erfolgstagebuch:** Schreibe dir jeden Abend drei Dinge auf, die dir gut gelungen sind und auf die du stolz bist. Das trainiert deinen Blick für Positives und stärkt dein Selbstvertrauen.
- **Positive Affirmationen:** Formuliere kraftvolle Sätze wie »Ich bin gut, so wie ich bin« oder »Ich verdiene es, glücklich und gesund zu sein«. Wiederhole diese Sätze regelmäßig.
- **Professionelle Unterstützung:** Tief sitzende Blockaden, Traumata oder limitierende Glaubenssätze lassen sich meist in einem Coaching oder einer Psychotherapie nachhaltig auflösen. Ein einfacherer Weg ist die Yager Mind Matrix® (Seite 134), eine innovative Methode im Bereich der Persönlichkeitsentwicklung und des mentalen Trainings, die auf den Prinzipien der Selbstintegration und neuronalen Verknüpfung basiert. Diese Methode kombiniert modernste psychologische Ansätze mit tiefgehenden Erkenntnissen der Neurowissenschaften, um Blockaden zu lösen und das volle Potenzial des Geistes freizusetzen. Die Yager Mind Matrix® ist für jeden Menschen geeignet, der dafür aufgeschlossen ist, dabei absolut sicher in der Anwendung und online durchführbar. Dazu später mehr.

Grenzen setzen und Selbstfürsorge leben

Selbstfürsorge ist weit mehr als ein gelegentliches Wellnesserlebnis. Sie ist die Grundlage für eine stabile Gesundheit, vor allem bei Menschen mit chronischen Erkrankungen wie Hashimoto. Doch gerade Schilddrüsenbetroffene neigen dazu, sich selbst zu vernachlässigen: Sie geben mehr, als sie zurückbekommen, und stellen die Bedürfnisse anderer über ihre eigenen. Das Resultat: Ihre Schilddrüse wird weiterhin überfordert, und die Symptome verschärfen sich. Lerne daher, »Nein« zu sagen. Eine der wichtigsten Fähigkeiten auf dem Weg zu mehr Selbstfürsorge ist das Setzen von Grenzen. Es mag anfangs ungewohnt sein, doch es ist unerlässlich: Prüfe deine Verpflichtungen – nicht alles, was an dich herangetragen wird, ist auch deine Aufgabe. Frage dich bei jeder Anfrage, ob sie wirklich in deiner Verantwortung liegt.

Starte mit kleinen Schritten: Beginne mit einem klaren »Nein« bei Kleinigkeiten, bevor du größere Herausforderungen angehst. Das mag im Alltag mit den Mitmenschen – egal ob in der Familie, im Freundeskreis, mit Kolleg*innen oder im Sportverein – zunächst nicht immer ganz einfach erscheinen, aber der Effekt ist enorm. Und Selbstfürsorge heißt, deinen Körper und Geist regelmäßig mit Aufmerksamkeit zu nähren:

- **Plane bewusste Auszeiten:** Tägliche Rituale wie ein Spaziergang, eine Meditation oder ein warmes Bad helfen, den Akku aufzuladen.
- **Priorisiere Schlaf:** Ausreichender und erholsamer Schlaf ist ein unverzichtbares Heilmittel – und kein Luxus.
- **Belohne dich:** Kleine Freuden wie ein gutes Buch oder deine Lieblingsmusik wirken Wunder für dein Wohlbefinden.

Beziehungen analysieren und heilen

Unsere Beziehungen – sowohl zu anderen Menschen als auch zu uns selbst – prägen unser Leben. Harmonie und Verständnis in Beziehungen können Kraft schenken, während ungelöste Konflikte oder belastende Dynamiken Energie rauben und Heilungsprozesse blockieren. Schaffe deshalb Klarheit in deinen Beziehungen.

Frage dich: Welche Beziehungen in deinem Leben nähren dich? Und welche kosten dich mehr Energie, als sie geben? Ein ehrlicher Blick auf deine soziale Umgebung kann überraschende Erkenntnisse bringen. Kommuniziere klar und ehrlich: Sprich Konflikte offen an, ohne Vorwürfe, sondern mit dem Ziel, gemeinsam Lösungen zu finden. Lerne, loszulassen: Manchmal ist der Abschied von toxischen Beziehungen der einzige Weg zu innerem Frieden.

Pflege außerdem die Beziehung zu dir selbst, denn das ist die wichtigste Beziehung, die du hast. Lerne, deine eigene beste Freundin oder dein eigener bester Freund zu sein, sei nachsichtig mit dir, wenn etwas schiefgeht. Niemand ist perfekt. Plane zudem Zeit für Aktivitäten ein, die dich glücklich machen und deine Seele nähren.

Yager Mind Matrix® – sanft, sicher, effektiv

Schilddrüsenerkrankungen sind häufig mit chronischem Stress, Ängsten oder Konflikten verbunden. Negative Glaubenssätze oder unbewusste Muster halten den Körper oft in einem dauerhaften Stresszustand, der den Hormonhaushalt stört und die Heilung blockiert.

Die Yager Mind Matrix® setzt genau hier an: Sie hilft, diese unbewussten Stressoren zu identifizieren und sanft zu lösen, ohne dass belastende Erlebnisse erneut durchlebt werden müssen. Dadurch wird der Körper aus dem Stressmodus befreit, was die Schilddrüse entlastet und die Heilung unterstützt.

Im Zentrum der Methode steht das Verständnis von der Mehrschichtigkeit des menschlichen Geistes. Unser Denken, Fühlen und Handeln werden nicht allein vom bewussten Verstand gesteuert. Vielmehr wirken in uns drei zentrale Ebenen des Geistes zusammen: das Bewusstsein, das Unterbewusstsein und – oft übersehen – das Überbewusstsein.

Das Bewusstsein ist jener Teil unseres Geistes, mit dem wir Entscheidungen treffen, planen, reflektieren. Es ist der Ort der Logik, des rationalen Denkens und der guten Vorsätze. Doch das Bewusstsein hat nur begrenzten Zugriff auf das, was uns tief im Inneren beeinflusst.

Das Unterbewusstsein hingegen ist der Speicher all unserer Erfahrungen, Prägungen, Überzeugungen und automatisierten Reaktionen. Hier sitzen die Glaubenssätze, Schutzmechanismen und alte Muster, oft entstanden in frühen Lebensphasen. Viele dieser unbewussten »Programme« bestimmen heute noch, wie wir fühlen, denken, handeln oder reagieren – auch wenn sie längst nicht mehr hilfreich sind.

Und hier kommt das Überbewusstsein ins Spiel – in der Yager-Technik wird es Zentrum genannt. Sie ist eine übergeordnete, innere Instanz, die sowohl das Bewusstsein als auch das Unterbewusstsein kennt und mit beiden Ebenen kommunizieren und zwischen ihnen vermitteln kann. Zentrum hat Zugriff auf alle relevanten Informationen im System und ist befähigt, Veränderungsprozesse anzustoßen, ohne dass die betroffene Person sich an konkrete Inhalte erinnern oder diese benennen muss.

Besonders wirkungsvoll ist die Methode bei Ängsten, Selbstzweifeln, innerer Unruhe, psychosomatischen Beschwerden wie Tinnitus oder Reizdarm, chronischen Schmerzen, Verspannungen, stressbedingten Symptomen, alten emotionalen Wunden und Blockaden – ebenso wie zur Unterstützung bei beruflichen oder persönlichen Veränderungsprozessen.

Die Yager Mind Matrix® ist also ein außergewöhnliches und universales Tool für schnelle und tiefgreifende Veränderungen, das alle drei Ebenen adressiert. Sie nutzt die natürlichen Ressourcen des menschlichen Geistes – allen voran das Überbewusstsein – als Schlüssel für echte, nachhaltige Transformation und geht somit weit über die Unterstützung bei Schilddrüsenproblemen hinaus. So hilft sie nicht nur dabei, Symptome zu lindern, sondern behandelt die tieferliegenden Ursachen auf körperlicher und emotionaler Ebene.

SÄULE 2: EIN GESUNDER DARM

Der Darm ist nicht nur der Ort, an dem Nahrung verdaut wird – er ist ein echtes Multitalent. Als Sitz von etwa 70 Prozent unseres Immunsystems spielt er eine zentrale Rolle für unser Wohlbefinden. Besonders bei Schilddrüsenerkrankungen wie Hashimoto ist der Darm entscheidend: Ein gestörtes Darmmilieu kann das Immunsystem ins Chaos stürzen, Autoimmunprozesse verstärken und die Heilung erschweren. Ein gesunder Darm hingegen schafft die Basis für Balance im gesamten Körper. Aber wie kannst du deinen Darm optimal unterstützen? Die Antwort liegt in einer ganzheitlichen Pflege, die Reinigung, Entgiftung und Aufbau umfasst.

Reinigung und Feintuning

Der erste Schritt in Richtung Darmgesundheit ist die Reinigung. Denn bevor ein Garten gedeihen kann, muss das Unkraut entfernt werden. Über die Zeit sammeln sich schädliche Bakterien, Giftstoffe und unverdaute Speisereste an, welche die empfindliche Darmschleimhaut reizen und das Gleichgewicht der Darmflora stören. Eine gezielte Darmreinigung ist der erste Schritt, um die Grundlage für Heilung zu schaffen.

Die Darmreinigung sorgt dafür, dass Rückstände beseitigt werden, die den Darm belasten. Sie fördert die Regeneration der Darmbarriere und schafft ideale Bedingungen, um nützliche Bakterien anzusiedeln.

Für eine gründliche Reinigung können sanfte, pflanzliche Abführmittel hilfreich sein: Pflaumen oder allgemein Trockenfrüchte enthalten Sorbitol, das die Darmbewegung anregt. In einer Dosierung von vier bis sechs getrockneten Pflaumen, die du vorher zwei bis vier Stunden oder über Nacht in Wasser einweichst und morgens auf nüchternen Magen isst, verfehlen sie ihre Wirkung nicht. Auch Rhabarberwurzel ist ein mild abführendes und dabei zudem entzündungshemmendes Gemüse, das du für diese Zwecke gut nutzen kannst.

Wenn du synthetische Präparate bevorzugst, kannst du gut auf Lactulose zurückgreifen: Es ist gut verträglich, bindet das Wasser im Darm und macht den Stuhl weicher (Dosierung: 10 bis 20 Milliliter, nach ärztlicher Rücksprache).

Greife bei der Darmreinigung auf natürliche Ballaststoffe zurück. Bewährt haben sich Flohsamenschalen. Sie fördern die Darmbewegung und binden Wasser, was den Stuhl geschmeidiger macht. Außerdem bürsten sie die Darmzotten frei und sind bekannt für ein »Reinigungsfeintuning« (Dosierung: ein bis zwei Teelöffel in ein Glas Wasser eingerührt, gefolgt von einem weiteren Glas Wasser).

Auch Leinsamen sind eine gute Wahl. Sie wirken ähnlich wie Flohsamenschalen und liefern zusätzlich Omega-3-Fettsäuren (Dosierung: ein bis zwei Esslöffel geschrotete Leinsamen, in Pflanzenjoghurt oder Wasser gemischt; direkt und regelmäßig verzehren).

Außerdem kannst du dir Heilpflanzen zunutze machen, die auf deinen Darm beruhigend wirken, wie zum Beispiel Aloe vera: Diese Heilpflanze unterstützt die Verdauung und wirkt mild abführend, während sie die Darmschleimhaut beruhigt (Dosierung: 20 bis 50 Milliliter Aloe-vera-Saft täglich). Oder du nutzt Kamille für dich. Sie reduziert Entzündungen und beruhigt den Darm (Dosierung: ein bis zwei Tassen Kamillentee pro Tag können Blähungen lindern). Pfefferminze wirkt entkrampfend und wohltuend bei Verdauungsbeschwerden.

Außerdem ist eine ausreichende Flüssigkeitszufuhr sehr wichtig. Zwei Liter stilles Wasser oder Kräutertee täglich (ein intaktes Herz-Kreislauf- und Nierensystem vorausgesetzt) unterstützen die Verdauung und helfen, den Darm optimal zu reinigen. Besonders wirksam sind Tees mit Fenchel, Anis oder Kümmel.

Entgiftung: Befreie deinen Darm von Belastungen

Täglich nehmen wir Toxine auf – aus der Umwelt, der Nahrung und sogar durch Stoffwechselprozesse im Körper selbst. Diese Schadstoffe können sich im Darm ansammeln und die Barrierefunktion schwächen, was besonders bei Hashimoto problematisch ist. Die gute Nachricht ist, dass dein Körper über effektive Mechanismen zur Entgiftung verfügt, die du gezielt unterstützen kannst.

Eine gute Möglichkeit zur Entgiftung ist beispielsweise Zeolith. Dieses natürliche Bindemittel zieht Schwermetalle und Toxine an und schleust sie aus dem Körper. Bitterstoffe, wie sie in Pflanzen wie Artischocken, Löwenzahn oder Mariendistel vorkommen, fördern die Leber- und Gallenfunktion, die für die Entgiftung unverzichtbar sind. Weitere unterstützende Maßnahmen sind Sauna und Basenbäder: Sie fördern die Entgiftung über die Haut und entlasten den Stoffwechsel.

Aufbau einer starken Darmflora

Nach Reinigung und Entgiftung ist der nächste Schritt entscheidend: der gezielte Aufbau der Darmflora mit Prä- und Probiotika als Fundament. Eine intakte Darmflora ist wie ein Schutzschild für die Darmschleimhaut. Sie sorgt dafür, dass Nährstoffe optimal aufgenommen werden, Entzündungen abklingen und das Immunsystem in Balance bleibt.

Probiotika sind lebende Mikroorganismen wie *Lactobacillus* oder *Bifidobacterium*, die direkt die Darmflora stärken. Du findest sie in probiotischen Lebensmitteln wie fermentierten Produkten. Hierzu gehören Sauerkraut, Kimchi, Kefir und Kombucha, die jeweils wertvolle lebende Kulturen liefern. Bei Präbiotika handelt es sich um unverdauliche Ballaststoffe wie Inulin oder resistente Stärke, die als Nahrung für die »guten« Bakterien dienen. Ideale Quellen sind Zwiebeln, Knoblauch, Spargel, Chicorée und grüne Bananen.

Leaky Gut in den Griff bekommen

Ein geschädigter Darm wird schnell zum Problem für den gesamten Körper. Beim Leaky-Gut-Syndrom ist die Darmbarriere so beeinträchtigt, dass Schadstoffe, Krankheitserreger und unverdaute Nahrungsbestandteile in den Blutkreislauf gelangen können. Das führt zu einer Überreizung des Immunsystems – ein Zustand, der Autoimmunerkrankungen wie Hashimoto begünstigt.

Stress, Antibiotika, falsche Ernährung und entzündungsfördernde Lebensmittel wie Zucker, Gluten oder Alkohol können die Darmwand schädigen und so ein Leaky-Gut-Syndrom begünstigen. Typische Symptome hierbei sind Verdauungsprobleme wie Blähungen, Durchfall oder Verstopfung. Aber auch Hautprobleme wie Akne oder Ekzeme gehören dazu wie auch Müdigkeit, Konzentrationsprobleme und häufige Infekte.

Mit gezielten Maßnahmen und einer bewussten Lebensweise kannst du die Heilung der Darmbarriere fördern und die Darmgesundheit nachhaltig stärken.

Der erste Schritt ist eine entzündungshemmende Ernährung, denn sie ist dein Schlüssel zur Genesung. Wichtig ist hier, komplett auf Gluten, Tiermilch und raffinierten Haushaltszucker zu verzichten. Außerdem kannst du über bestimmte Ernährungsbestandteile viel Positives bewirken. Nutze beispielsweise Kurkuma für dich. Kurkumin, der aktive Wirkstoff in Kurkuma, ist ein starkes Antioxidans mit entzündungshemmender Wirkung. Es hilft, die

Darmschleimhaut zu beruhigen und Entzündungen zu reduzieren. Für die Anwendung füge deinen Speisen wie Suppen oder Smoothies täglich ein bis zwei Teelöffel Kurkuma-Pulver hinzu oder verwende es als Teil der beliebten »Goldenen Milch«. Kombiniere es mit schwarzem Pfeffer und hochwertigen Ölen, um die Bioverfügbarkeit zu erhöhen.

Eine weitere gute Möglichkeit ist Ingwer, denn dieser hat eine doppelte Wirkung: Er ist entzündungshemmend und fördert gleichzeitig die Verdauung. Durch seine wärmenden Eigenschaften unterstützt er die Durchblutung der Darmschleimhaut, was deren Heilung fördert. Genieße Ingwer als Tee (ein Stück frischer Ingwer in heißem Wasser) oder nutze geriebenen Ingwer für Currys und Salatdressings.

Auch essenzielle Fettsäuren wie Omega 3, die vor allem in fettem Fisch – wie Lachs, Makrele oder Hering – und Leinsamen vorkommen, wirken systemisch entzündungshemmend. Ergänze deine Ernährung durch eine tägliche Portion Omega-3-reiche Lebensmittel oder circa 1000 bis 3000 Milligramm EPA/DHA eines hochwertigen Fischöl- oder Algenölpräparats (EPA steht für Eicosapentaensäure, DHA für Docosahexaensäure), um deine Gesundheit optimal zu unterstützen.

Nährstoffe für die Darmschleimhaut

Außerdem kannst du die Regeneration der Darmschleimhaut unterstützen, indem du ihm die genau richtigen Bausteine zuführst. Denn die Darmschleimhaut benötigt spezifische Nährstoffe, um ihre Schutzfunktion wiederherzustellen. Besonders hilfreich sind hier Nahrungsergänzungsmittel wie:

- **L-Glutamin:** Diese Aminosäure ist eine Hauptenergiequelle für die Zellen der Darmschleimhaut und fördert deren Reparatur.
  Dosierung: 5 bis 10 Gramm pro Tag, am besten auf nüchternen Magen oder in Wasser gelöst. Tipp: Mische L-Glutamin in einen Smoothie mit entzündungshemmenden Zutaten wie Kurkuma, Ingwer und Spinat.
- **Zink:** Dieses Spurenelement unterstützt die Zellregeneration und die Abwehrkräfte der Darmschleimhaut.
  Dosierung: 15 bis 30 Milligramm täglich, idealerweise in Form von Zinkgluconat oder -piccolinat.
- **Kollagen und Gelatine:** Sie enthalten reichlich Glycin, eine Aminosäure, die die Darmschleimhaut stärkt und entzündliche Prozesse im Körper sanft reguliert.

- Dosierung: Zur gezielten Unterstützung bei Leaky Gut: 10 bis 15 Gramm reines Kollagen oder Gelatine täglich
  Anwendung: Die natürlichste Form ist eine hausgemachte Knochenbrühe, denn diese ist von Natur aus reich an Kollagen und Mineralstoffen. Alternativ kannst du Kollagenhydrolysat oder Gelatinepulver in Suppen, Eintöpfen oder Smoothies einrühren.

Das greift die Schleimhaut an

Vermeide außerdem »Darm-Störer«. Schütze deinen Darm vor Schadstoffen, denn ein durchlässiger Darm entsteht oft durch den Einfluss von Schadstoffen und entzündungsfördernden Lebensmitteln. Daher ist es sehr wichtig, diese zu meiden:

- **Zucker:** Zucker fördert Entzündungen und ernährt schädliche Bakterien und Hefepilze wie Candida, die die Darmschleimhaut weiter schädigen können. Ersetze Haushaltszucker durch natürliche Alternativen wie Stevia, Honig oder Ahornsirup.
- **Verarbeitete Lebensmittel:** Fertigprodukte enthalten oft Zusatzstoffe wie Emulgatoren, welche die Schleimschicht im Darm abbauen können. Deshalb: Verzichte auf industrielle Snacks und greife zu frischem Obst, Nüssen oder selbst gemachten Energieriegeln.
- **Gluten:** Gluten kann bei empfindlichen Menschen die Darmschleimhaut reizen und entzündliche Prozesse fördern. Deshalb: Meide es zu 100 Prozent! Probiere stattdessen glutenfreie Getreide wie Quinoa, Hirse oder Buchweizen.
- **Alkohol:** Alkohol wirkt direkt schädigend auf die Darmschleimhaut und fördert Entzündungen. Reduziere deshalb deinen Alkoholkonsum auf ein Minimum oder verzichte komplett darauf, um deinem Darm Zeit zur Regeneration zu geben.

Zusätzliche Tipps für einen gesunden Darm

Chronischer Stress schwächt die Darmbarriere. Regelmäßige Entspannungsübungen wie Yoga, Meditation oder Atemtechniken können helfen, den Stresspegel zu senken und die Darmheilung zu fördern. Moderate Bewegung wie Spaziergänge oder leichtes Joggen regt die Darmperistaltik an und fördert die Durchblutung, was die Heilung der Darmschleimhaut unterstützt.

Basische Nachbereitung: langfristige Balance für den Darm

Ein gesunder Darm benötigt ein stabiles, leicht basisches Milieu, um dauerhaft in Balance zu bleiben. Ein zu saures Umfeld kann Entzündungen fördern und das Wachstum unerwünschter Bakterien begünstigen. Mit einfachen Maßnahmen, die auch im HashiMotion®-Programm (Seite 206) umgesetzt werden, kannst du deine Darmgesundheit nachhaltig unterstützen. Setze auf basische Lebensmittel wie Gemüse, Nüsse und Samen. Brokkoli, Spinat, Gurken und Zucchini wirken basenbildend, während Mandeln und Chiasamen den Säure-Basen-Haushalt optimal ergänzen. Auch Kräutertees wie Brennnessel, Fenchel und Kamille fördern eine milde Basenwirkung und sind ideale Begleiter für einen basischen Alltag. Gleichzeitig solltest du säurebildende Lebensmittel wie Kaffee, Alkohol und tierische Milchprodukte meiden. Während einer Basenphase empfiehlt es sich zudem, den Konsum von rotem Fleisch zu reduzieren. Ergänze deine Ernährung mit regelmäßiger Bewegung: Sport und moderate Aktivität fördern die Darmtätigkeit, bauen Stress ab und tragen so wesentlich zu einer stabilen Darmgesundheit bei.

Dein Darm als Schlüssel zur Schilddrüsengesundheit

Gesundheit deiner Schilddrüse beginnt also im Darm. Ein gereinigter, entgifteter und gut aufgebauter Darm unterstützt dein Immunsystem, reduziert Autoimmunprozesse und fördert die allgemeine Vitalität. Mit den richtigen Maßnahmen kannst du deinen Darm Schritt für Schritt stärken und deine Heilung aktiv unterstützen. Im Folgenden erfährst du, wie deine Ernährung und gezielte Nährstoffversorgung deine Schilddrüsengesundheit weiter verbessern können.

SÄULE 3: ERNÄHRUNG

Die Ernährung ist ein Schlüssel, um deine Schilddrüsengesundheit zu stärken. Besonders bei Hashimoto hilft die richtige Nährstoffzufuhr, Entzündungen zu reduzieren, die Schilddrüse zu entlasten und den Stoffwechsel anzukurbeln. In diesem Abschnitt erfährst du, welche Lebensmittel du meiden solltest, wie du deine Nährstoffversorgung verbesserst und welche Ernährungsformen speziell bei Hashimoto hilfreich sind.

Nimm deine Ernährung einmal genauer unter die Lupe. Bestimmte Lebensmittel und Inhaltsstoffe können dein Immunsystem aktivieren, Entzündungsprozesse verstärken oder die Aufnahme wichtiger Nährstoffe hemmen. Diese »No-Gos« stellen eine zusätzliche Belastung für deinen Körper dar. Doch die gute Nachricht ist: Du musst auf Genuss nicht verzichten! Für jedes problematische Lebensmittel gibt es gesunde, leckere Alternativen, die deinem Körper guttun und deine Schilddrüse unterstützen.

Gluten – die unterschätzte Gefahr

Gluten – ein Begriff, der in der heutigen Ernährungsdiskussion polarisiert. Doch abseits von Modeerscheinungen birgt das Klebereiweiß, das in Weizen, Roggen, Gerste und Dinkel vorkommt, erhebliche Risiken, insbesondere für Menschen mit Hashimoto-Thyreoiditis. Die Auswirkungen reichen dabei weit über die Schilddrüse hinaus. Gluten beeinflusst den Darm, das Immunsystem und sogar das Gehirn auf eine Weise, die wissenschaftlich gut dokumentiert ist. Doch warum genau ist Gluten so problematisch, und wie gelingt der Umstieg auf eine glutenfreie Ernährung? Ab Seite 38 (Kapitel 2) hast du bereits ausführliche Informationen über die negativen Folgen von Gluten auf den Gesamtorganismus erhalten. Besonders problematisch ist der Mechanismus der sogenannten molekularen Mimikry – das Immunsystem erkennt Gluten als Fremdstoff und aktiviert eine Immunantwort. Aufgrund der Ähnlichkeit von Gliadin – einem Bestandteil von Gluten – mit einem Enzym der Schilddrüse (Transglutaminase) kann das Immunsystem fehlgeleitet werden. Es greift nicht nur das Gluten an, sondern auch körpereigene Schilddrüsenzellen. Bei Menschen mit Hashimoto, deren Immunsystem ohnehin überaktiv ist, verstärkt dieser Prozess die entzündliche Zerstörung des Schilddrüsengewebes.

Die Folgen sind nicht zu unterschätzen: Entzündungen, ein Hormonungleichgewicht und eine weitere Verschlechterung der Schilddrüsenfunktion. Ein konsequenter Verzicht auf Gluten kann bei vielen Betroffenen die Antikörperwerte und somit die Immunreaktion reduzieren.

Die schädliche Wirkung von Gluten endet jedoch nicht bei der Schilddrüse. Es hat auch direkten Einfluss auf die Darmgesundheit, indem es die Ausschüttung des Proteins Zonulin erhöht. Zonulin reguliert die Durchlässigkeit der Darmschleimhaut, indem es die sogenannten Tight Junctions – die Verbindungen zwischen den Zellen der Darmwand – kontrolliert. Eine Überproduktion von Zonulin führt dazu, dass diese Verbindungen gelockert werden.

Die Konsequenz ist ein Leaky-Gut-Syndrom (»durchlässiger Darm«). Dabei können unverdaute Nahrungsbestandteile, Toxine und Mikroben die Darmbarriere überwinden und in den Blutkreislauf gelangen. Dieser Zustand überfordert das Immunsystem und begünstigt chronische Entzündungen sowie Autoimmunerkrankungen wie Hashimoto. Interessanterweise weisen sowohl Menschen mit Zöliakie als auch viele Hashimoto-Betroffene erhöhte Zonulin-Werte auf, was den Zusammenhang zwischen Gluten, Darm und Immunsystem weiter untermauert.

Einfluss von Gluten auf das Gehirn

Neben der Schilddrüse und dem Darm beeinflusst Gluten auch die Funktion des Gehirns. Es kann neuroinflammatorische Prozesse fördern und die Produktion wichtiger Neurotransmitter stören:

- **Serotonin:** oft als »Glückshormon« bezeichnet, wird aus der Aminosäure Tryptophan synthetisiert. Gluten kann die Aufnahme von Tryptophan hemmen, was niedrige Serotoninspiegel und damit Symptome wie Depressionen, Schlafstörungen und Antriebslosigkeit fördern kann.
- **Dopamin:** Neurotransmitter für Motivation und Konzentration, wird ebenfalls durch glutenbedingte Entzündungen beeinträchtigt. Das erklärt, warum viele Hashimoto-Betroffene unter Konzentrationsproblemen und Brain Fog leiden.
- **GABA (Gamma-Aminobuttersäure):** Das wichtigste »Beruhigungshormon« des Nervensystems kann durch die entzündungsfördernde Wirkung von Gluten ebenfalls in seiner Funktion gestört werden. Da GABA zudem eine Auswirkung auf die Insulinproduktion hat, kann es durch Gluten auch hierbei zu Störungen kommen.

Menschen mit Glutenunverträglichkeiten haben ein erhöhtes Risiko für neurologische Symptome wie Kopfschmerzen, Angststörungen oder sogar neurodegenerative Erkrankungen.

Gluten besitzt eine besondere Eigenschaft, die es vielen Menschen schwer macht, darauf zu verzichten: Es macht regelrecht süchtig. Bei der Verdauung von Gluten entstehen sogenannte Exorphine, opiatähnliche Peptide, die an die Opiatrezeptoren im Gehirn binden. Dieser Prozess löst ein kurzfristiges Gefühl von Wohlbefinden aus – ähnlich wie bei Endorphinen. Doch wie bei anderen suchterzeugenden Substanzen hält dieses Hochgefühl nicht lange an, und der Körper verlangt nach mehr.

Die schnelle Verfügbarkeit von Kohlenhydraten in glutenhaltigen Lebensmitteln wie Brot, Pasta oder Gebäck verstärkt den Effekt. Sie treiben den Blutzuckerspiegel in die Höhe, gefolgt von einem rapiden Abfall. Diese Schwankungen führen nicht nur zu Heißhungerattacken, sondern belasten auch die Hormonregulation, was besonders bei Hashimoto problematisch ist.

Umstellung auf eine glutenfreie Ernährung

Das Heimtückische an Gluten ist, dass es nicht nur offensichtlich in Lebensmitteln wie Brot, Nudeln oder Gebäck enthalten ist, sondern auch in zahlreichen verarbeiteten Produkten, oft als Zusatzstoff oder Bindemittel. Dazu gehören

- Fertigsoßen, Suppen und Dressings,
- Gewürzmischungen, die oft Weizen als Trägerstoff enthalten,
- Panaden und frittierte Speisen, die mit Weizenmehl verarbeitet wurden,
- Bier und andere alkoholische Getränke auf Getreidebasis.

Auf der anderen Seite gibt es viele Lebensmittel, die von Natur aus glutenfrei sind, wie Reis, Kartoffeln, Mais, Quinoa, Hirse, Hülsenfrüchte, Obst, Gemüse, Nüsse und Samen.

Die Transformation zur glutenfreien Ernährung ist daher gar nicht so schwierig, wie oft angenommen. Der Schlüssel liegt darin, den Fokus auf natürliche und unverarbeitete Lebensmittel zu legen. Zudem war es noch nie so einfach wie heute, die Ernährung auf glutenfrei umzustellen, da auch die Lebensmittelindustrie erkannt hat, dass sich viele Menschen einen gesunden, glutenfreien Ernährungsstil wünschen. Nach einer anfänglichen Gewöhnungsphase sollte es also problemlos gelingen, Gluten aus der Ernährung zu verbannen.

Du tust damit deinem gesamten Körper etwas Gutes. Bereits nach wenigen Wochen berichten die meisten Betroffenen von positiven Veränderungen: weniger Müdigkeit, klarere Gedanken, bessere Verdauung und ein gesteigertes Wohlbefinden.

Störenfried Soja

Soja hat den Ruf eines Wunderlebensmittels: Es ist pflanzlich, proteinreich und gilt als gesunde Alternative zu tierischen Produkten. Doch was für manche eine Bereicherung auf dem Teller ist, kann für Menschen mit Schilddrüsenerkrankungen wie Hashimoto problematisch werden. Das liegt vor allem an den Inhaltsstoffen, die Soja für die Schilddrüse zu einem echten Störenfried machen. Dabei sind es insbesondere die Isoflavone, auch bekannt als Phytoöstrogene, die sich negativ auf die Schilddrüse auswirken können.

Isoflavone sind pflanzliche Verbindungen, die eine ähnliche Struktur wie das menschliche Hormon Östrogen haben. Aufgrund dieser Ähnlichkeit können sie an die Östrogenrezeptoren im Körper binden und entweder wie Östrogen wirken oder dessen Wirkung blockieren. Dieses hormonelle Durcheinander hat vor allem bei Hashimoto-Betroffenen weitreichende Folgen. Zum einen ist hier die Hemmung der Schilddrüsenfunktion zu nennen. Isoflavone können die Aktivität von Enzymen beeinträchtigen, die für die Produktion von Schilddrüsenhormonen notwendig sind. Insbesondere die Umwandlung des inaktiven Schilddrüsenhormons T4 in die aktive Form T3 wird behindert.

Zum anderen stören sie die Hormonaufnahme: Menschen mit Hashimoto, die L-Thyroxin einnehmen, sollten wissen, dass Soja die Aufnahme dieses Medikaments im Darm beeinträchtigen kann. Dadurch wirkt das Medikament weniger effektiv, was zu einer Unterversorgung mit Schilddrüsenhormonen führen kann.

Besonders problematisch wird Soja, wenn du es regelmäßig und in größeren Mengen konsumierst – etwa durch Sojamilch im Kaffee, Tofu im Mittagessen und vegane Proteinriegel mit Soja als Snack.

Zudem ist Soja häufig in verarbeiteten Lebensmitteln enthalten. Viele vegane und vegetarische Ersatzprodukte wie Burger, Wurst oder Käse enthalten Sojaprotein oder Sojalecithin. Auch in Backwaren, Fertiggerichten und sogar Schokolade kann Soja als Emulgator verwendet werden.

Abgesehen von den gesundheitlichen Aspekten gibt es auch ökologische und qualitative Bedenken, die den übermäßigen Sojakonsum infrage stellen. Hierzu gehört beispielsweise die Genmanipulation: Ein großer Teil der weltweit produzierten Sojabohnen ist gentechnisch verändert. Diese Bohnen werden zwar hauptsächlich als Tierfutter verwendet, finden jedoch auch ihren Weg in die Lebensmittelindustrie.

Außerdem wird konventionell angebautes Soja oft stark mit Pestiziden behandelt. Diese Rückstände können in verarbeiteten Produkten landen und den Körper zusätzlich belasten. Vor allem der intensive Sojaanbau in Monokulturen, die Boden und Umwelt schädigen, hat bedeutende ökologische Auswirkungen. Besonders in Südamerika, wo große Regenwaldflächen für Sojaplantagen gerodet werden, ist dies ein erhebliches Problem.

Nicht jedes Sojaprodukt ist gleich, doch für Menschen mit Hashimoto ist es ratsam, den Sojakonsum insgesamt zu reduzieren oder ganz darauf zu verzichten. Problematische Produkte sind unter anderem:

- **Tofu und Tempeh:** Diese Klassiker der vegetarischen Küche enthalten hohe Mengen an Isoflavonen.
- **Sojamilch und Sojajoghurt:** oft konsumiert als Ersatz für Kuhmilch, aber ebenfalls reich an Isoflavonen.
- **Verarbeitete Produkte:** Vegane Burger, Würstchen, Käsealternativen oder Proteinriegel enthalten häufig Sojaprotein oder Sojalecithin.

Gesunde Alternativen zu Soja

Glücklicherweise gibt es zahlreiche Alternativen, die ähnlich vielseitig einsetzbar sind, aber keine negativen Auswirkungen auf die Schilddrüse haben:

- **Lupinenprodukte:** Lupinenmehl, Lupinenschnitzel oder Lupinenaufstriche sind eiweißreich und eine hervorragende Alternative zu Soja. Lupinen sind zudem regional verfügbar und damit umweltfreundlicher.
- **Kichererbsen:** Sie sind nicht nur die Grundlage für Hummus, sondern lassen sich auch in Eintöpfen, Currys oder als Basis für vegane Burger verwenden.
- **Kokos-, Haselnuss-, Cashew- und Mandelmilch:** Diese pflanzlichen Milchsorten sind mild im Geschmack, ideal für Kaffee oder Müsli und schonend für die Schilddrüse.
- **Cashewkerne:** Als Basis für vegane Soßen oder Käsealternativen sind Cashews eine geschmackvolle und sojafreie Option.

Tipps für den Alltag

- Der Verzicht auf Soja mag im ersten Moment kompliziert wirken, da es in vielen verarbeiteten Lebensmitteln vorkommt. Mit ein paar einfachen Strategien lässt sich der Konsum jedoch deutlich reduzieren.
- Checke dazu immer die Zutatenliste und achte bei Fertigprodukten und Snacks auf Sojaanteile wie Sojaprotein, Sojalecithin oder Sojaöl. Koche frisch, denn selbst gemachte Gerichte bieten dir volle Kontrolle über die Zutaten. Bevorzuge außerdem regionale Alternativen. Lupinen sind nicht nur gesund, sondern auch leicht verfügbar und nachhaltig.
- Wenn du Soja aus deiner Ernährung streichst, wird sich dein Körper höchstwahrscheinlich auf überraschende Weise bedanken. Viele Hashimoto-Betroffene berichten von mehr Energie, einer besseren Verdauung und einer spürbaren Verbesserung ihrer Symptome. Deine Schilddrüse wird weniger belastet, deine Medikamente können besser wirken, und dein Hormonhaushalt stabilisiert sich. Langfristig kann es sogar möglich sein, dass du deine Schilddrüsendosis senkst und so mit einer geringeren Zufuhr externer Hormone auskommst.

Industriezucker – das schleichende Gift

Zucker ist überall, nicht nur offensichtlich in Lebensmitteln wie Süßigkeiten und Kuchen, sondern auch in versteckter Form in Soßen, Joghurt, Müslis und Getränken. Er schmeckt verführerisch süß, doch seine Wirkung auf den Körper ist alles andere als harmlos. Besonders bei chronischen Erkrankungen wie Hashimoto, die ohnehin mit Entzündungen und einem geschwächten Immunsystem einhergehen, kann Zucker das Krankheitsbild erheblich verschlimmern. Doch die Liste der negativen Auswirkungen von Industriezucker reicht noch viel weiter – sie betrifft nicht nur deine Schilddrüse, sondern auch deine Zähne und Knochen sowie deine Energie und die Haut.

Aber warum ist Industriezucker so schlecht für deinen Körper? Anders als natürlicher Zucker ist raffinierter Zucker, der künstlich hergestellt wird, ein desaströses Multitalent, wenn es um gesundheitliche Schäden geht. Er ist hochkalorisch und gleichzeitig nährstoffarm und sollte daher auf deiner roten Liste stehen. Nachfolgend findest du die Schäden, die Industriezucker anrichten kann.

Zucker fördert Entzündungen

Zucker treibt die Produktion von entzündungsfördernden Zytokinen an. Diese Stoffe werden vom Immunsystem freigesetzt, um Entzündungen im Körper zu verstärken – ein Mechanismus, der bei akuten Infektionen sinnvoll ist. Doch bei Hashimoto arbeitet das Immunsystem ohnehin auf Hochtouren; Zucker verstärkt die chronische Entzündung der Schilddrüse und verschlimmert Symptome wie Müdigkeit und Antriebslosigkeit.

Zucker schwächt das Immunsystem

Ein hoher Zuckerkonsum reduziert die Aktivität der weißen Blutkörperchen – den Verteidigern deines Immunsystems. Studien zeigen, dass die Immunabwehr nach dem Verzehr von Zucker für mehrere Stunden beeinträchtigt ist.[10] Für Menschen mit Hashimoto oder anderen Autoimmunerkrankungen bedeutet das: Infekte haben leichtes Spiel, und der Körper kämpft noch härter, um sich zu regenerieren.

Zucker bringt die Darmflora aus dem Gleichgewicht

Dein Darm ist das Zentrum deines Immunsystems, und seine Gesundheit hängt maßgeblich von einer ausgeglichenen Darmflora ab. Zucker füttert nicht nur Candida-Hefepilze, sondern auch pathogene Bakterien wie *Klebsiella*, *Clostridium* oder aggressive *Escherichia-coli*-Stämme. Diese Keime verdrängen die nützlichen Darmbakterien, fördern Entzündungen und können das Risiko für eine Dysbiose deutlich erhöhen, woraus wiederum Leaky Gut und Autoimmunreaktionen wie bei Hashimoto resultieren.

Zucker ist schwer verdaulich

Zucker kann erhebliche Probleme im Verdauungssystem verursachen – insbesondere bei Menschen mit empfindlichem Darm. Wird Zucker nicht vollständig im Dünndarm aufgenommen, gelangt er in den Dickdarm, wo er von Bakterien fermentiert wird. Das führt häufig zu Gasbildung, Blähungen, Bauchkrämpfen und Durchfall. Gleichzeitig begünstigt Zucker das Wachstum entzündungsfördernder Bakterien, bringt die gesunde Darmflora aus dem Gleichgewicht und schwächt die Darmschleimhaut. Die Folge: ein gereizter Darm, der anfälliger wird für Entzündungen, Immunreaktionen und chronische Beschwerden.

Zucker schädigt Zähne und Knochen

Zucker greift den Zahnschmelz an, indem er den pH-Wert im Mund absenkt und damit Kariesbakterien perfekte Bedingungen bietet. Doch die schädliche Wirkung von Zucker endet nicht bei den Zähnen: Ein dauerhaft hoher Zuckerkonsum kann auch die Knochen schwächen. Zucker fördert die Ausscheidung von Calcium über den Urin, was die Knochendichte verringern und langfristig zu Osteoporose führen kann.

Zucker beschleunigt die Hautalterung

Wer viel Zucker isst, riskiert nicht nur gesundheitliche Schäden, sondern auch Hautunreinheiten. Zucker bindet sich an Proteine in der Haut – ein Prozess, der als *Glykation* bezeichnet wird. Dabei entstehen schädliche Moleküle, die die Kollagen- und Elastinfasern verhärten und zerstören. Das Ergebnis: Falten, ein schlaffes Bindegewebe und ein fahler Teint.

Zucker schadet den Mitochondrien

Die Mitochondrien, also die »Kraftwerke« deiner Zellen, werden durch Zucker regelrecht überlastet. Bei der Verarbeitung von Zucker entstehen reaktive Sauerstoffspezies (ROS) – aggressive Moleküle, welche die Mitochondrien schädigen und oxidativen Stress verursachen. Dies beeinträchtigt die Energieproduktion und erklärt, warum ein hoher Zuckerkonsum oft zu anhaltender Müdigkeit und Antriebslosigkeit führt.

Zucker macht süchtig

Zucker stimuliert im Gehirn die Ausschüttung von Dopamin, einem Neurotransmitter, der für das Belohnungssystem verantwortlich ist. Dieses angenehme Gefühl, das wir nach dem Verzehr von Zucker empfinden, ähnelt der Wirkung von Drogen wie Kokain. Kein Wunder, dass unser Körper mehr davon will, sobald der Effekt nachlässt. Langfristig führt dieser Mechanismus dazu, dass die Dopaminrezeptoren im Gehirn weniger empfindlich werden. Du brauchst also immer mehr Zucker, um das gleiche Gefühl der Belohnung zu erleben. Diese »Suchtspirale« macht den Verzicht auf Zucker zu einer echten Herausforderung – besonders, da Entzugserscheinungen wie Müdigkeit, Gereiztheit und Kopfschmerzen häufig auftreten.

So kannst du Zucker ersetzen

Die gute Nachricht ist, dass es genug gesunde Alternativen zu Industriezucker gibt, die deinem Körper nicht schaden und trotzdem süßen Genuss bieten. Wichtig ist, auch diese in Maßen zu genießen, um den Zuckerkonsum insgesamt zu reduzieren. Hier ein Überblick über die beliebtesten Optionen:

Stevia

Stevia ist ein pflanzlicher Süßstoff, der aus den Blättern der Stevia-Pflanze gewonnen wird. Er enthält keine Kalorien und hat keinen Einfluss auf den Blutzuckerspiegel, was ihn ideal für Menschen mit Diabetes oder diejenigen macht, die ihren Zuckerkonsum reduzieren möchten. Stevia eignet sich besonders für Getränke sowie für Süßspeisen, da es hitzebeständig ist und somit beim Kochen und Backen verwendet werden kann.

Honig

Honig ist nicht nur ein natürlicher Süßstoff, sondern auch reich an Antioxidantien und entzündungshemmenden Enzymen. Besonders Rohhonig enthält eine Vielzahl von Nährstoffen, die das Immunsystem stärken können. Diese Eigenschaften machen ihn zu einer besseren Wahl als raffinierten Zucker, wenn er in Maßen verwendet wird. Dennoch sollte man bedenken, dass Honig viele Kalorien enthält und den Blutzuckerspiegel beeinflussen kann. Honig passt hervorragend zu Tee, Pflanzenjoghurts und Dressings.

Datteln

Datteln sind eine natürliche und nährstoffreiche Möglichkeit, Speisen zu süßen. Sie liefern Ballaststoffe, welche die Verdauung fördern, sowie wichtige Mineralstoffe wie Kalium, Magnesium und Eisen. Datteln eignen sich ideal zum Süßen von Smoothies, Müsli, Gebäck oder Energieriegeln. Zudem können sie in Form von Dattelpaste verwendet werden, was eine einfache Alternative für das Backen darstellt.

Ahornsirup

Ahornsirup ist ein weiterer natürlicher Süßstoff, der in kleinen Mengen gesundheitliche Vorteile bieten kann. Er enthält Antioxidantien und entzündungshemmende Verbindungen, die ihn von herkömmlichem Zucker abheben. Besonders in der kalten Küche ist Ahornsirup beliebt – etwa zum Süßen von Pfannkuchen, Haferbrei oder Salatdressings. Wie Honig ist Ahornsirup jedoch kalorienreich und sollte deshalb sparsam verwendet werden.

Zucker im Alltag reduzieren

Zucker ist nicht nur in Lebensmitteln wie Süßigkeiten enthalten, sondern versteckt sich auch in Produkten, bei denen du es nicht erwartest – etwa in Ketchup, Brot, Salatsoßen und Fertigprodukten. Um den Zuckerkonsum effektiv zu senken, ist es wichtig, auf die Etiketten der Verpackungen zu achten. Zutaten wie Glukosesirup, Saccharose oder Fruktose deuten auf versteckten Zucker hin.

Ein weiterer Trick: Koche so viel wie möglich selbst. Selbst gemachte Soßen, Snacks und Desserts enthalten weniger Zucker und keine unnötigen Zusatzstoffe. Mit etwas Übung wird das zur Routine, und du merkst schnell, wie viel besser du dich fühlst.

Die Entscheidung, Industriezucker aus deinem Leben zu streichen, ist eine Investition in deine Gesundheit. Bereits nach wenigen Tagen bis Wochen kannst du spüren, wie deine Energie zurückkehrt, deine Haut frischer aussieht und deine Verdauung sich verbessert. Besonders bei Hashimoto hilft der Zuckerverzicht, Entzündungen zu reduzieren, den Blutzucker zu stabilisieren und das Immunsystem zu entlasten.

Zucker mag süß schmecken, doch die bittere Wahrheit ist: Er schadet deinem Körper auf allen Ebenen. Mit den richtigen Alternativen und ein wenig Übung kannst du diese Sucht durchbrechen – und dein Körper wird es dir mit mehr Vitalität und Wohlbefinden danken.

Wie Zusatzstoffe den Körper belasten

Zusatzstoffe sind stille Störenfriede, die uns im Alltag oft unbemerkt begegnen. Konservierungsstoffe, Geschmacksverstärker, Farbstoffe und Co verlängern die Haltbarkeit von Lebensmitteln, verstärken ihren Geschmack oder machen sie optisch ansprechender. Doch was für die Lebensmittelindustrie praktisch ist, hat für deinen Körper oft verheerende Folgen – insbesondere, wenn du an einer Schilddrüsenunterfunktion oder Hashimoto-Thyreoiditis leidest.

Menschen mit Hashimoto haben bereits mit chronischen Entzündungen, einem geschwächten Immunsystem und gestörten Hormonprozessen zu kämpfen. Genau diese Bereiche greifen künstliche Zusatzstoffe an und verschlimmern so das Krankheitsbild. Hier erfährst du, warum diese Stoffe so problematisch sind und welche konkreten Beispiele du kennen solltest.

Zusatzstoffe sind gerade bei Hashimoto deshalb so problematisch, weil sie chronische Entzündungen verstärken, die Darmschleimhaut reizen, die Darmflora schwächen und die Produktion von Zytokinen fördern.

Viele Zusatzstoffe wie Nitrite oder Sulfite müssen zudem von der Leber entgiftet werden. Menschen mit Hashimoto haben oft ohnehin schon eine beeinträchtigte Entgiftungskapazität, was dazu führt, dass solche Stoffe länger im Körper verbleiben und weitere Schäden anrichten können.

Einige Zusatzstoffe, etwa künstliche Süßstoffe oder Emulgatoren, können als endokrine Disruptoren wirken. Sie greifen in den Hormonhaushalt ein und stören die empfindliche

Balance der Schilddrüsenhormone, was die Symptome von Hashimoto und Schilddrüsenunterfunktion verschlimmert.

Außerdem kann es zur Beeinträchtigung der Nährstoffaufnahme kommen, denn ein geschädigter Darm – oft eine Folge der Zusatzstoffe – nimmt weniger Nährstoffe auf. Das ist besonders problematisch, da Menschen mit Schilddrüsenunterfunktion oft bereits unter einer reduzierten Nährstoffaufnahme durch den Darm leiden und zusätzlich einen erhöhten Bedarf an Proteinen und Nährstoffen wie Selen, Zink, Eisen, B-Vitaminen und Jod haben.

Konservierungsstoffe

Diese verlängern die Haltbarkeit von Lebensmitteln, doch sie schädigen oft die empfindliche Darmbarriere. Bei Hashimoto führen solche Stoffe oft zu einer weiteren Verschlechterung der Darmgesundheit, was den Heilungsprozess verzögert. Beispiele dafür sind:

- **Benzoate (E210 bis E213):** Diese Stoffe kommen häufig in Softdrinks, Fertigsoßen und verarbeiteten Fleischprodukten vor. Benzoate können die Zellmembranen der Darmschleimhaut angreifen und allergische Reaktionen oder Asthma fördern.
- **Sulfite (E220 bis E228):** Sulfite sind oft in Trockenfrüchten, Wein und Bier enthalten. Sie können die Darmschleimhaut reizen, die Produktion von Verdauungsenzymen hemmen und bei empfindlichen Menschen Kopfschmerzen oder Atemprobleme verursachen.

Geschmacksverstärker

Allen voran ist hier das Mononatriumglutamat (MSG, E621) zu nennen. MSG wird häufig in Chips, Instantnudeln und Suppen verwendet. Es stört die Kommunikation zwischen den Darmbakterien, was zu einer Dysbiose führen kann. Außerdem steigert MSG den Appetit, was nicht nur bei Menschen mit Hashimoto problematisch ist. MSG ist zudem neurotoxisch und kann das Nervensystem reizen. Symptome wie Kopfschmerzen, Übelkeit oder Konzentrationsprobleme sind keine Seltenheit.

Künstliche Süßstoffe

Viele »zuckerfreie« Produkte enthalten Süßstoffe wie Aspartam, Sucralose oder Acesulfam-K. Diese Stoffe beeinflussen die Darmflora, fördern Entzündungen und können hormonell aktiv sein.

- **Aspartam (E951)**: wird oft in Diätgetränken, Kaugummi und kalorienarmen Desserts verwendet. Studien zeigen, dass Aspartam das Mikrobiom verändert, was bei Hashimoto die Aufnahme von Nährstoffen beeinträchtigen und das Immunsystem zusätzlich belasten kann.[11]
- **Sucralose (E955):** verwendet man häufig in Proteinriegeln und Lightgetränken. Sie ist hitzeempfindlich und kann beim Erhitzen toxische Substanzen freisetzen, welche die Darmzellen schädigen.

Emulgatoren

Diese werden eingesetzt, um Öl und Wasser in Lebensmitteln zu verbinden, etwa in Mayonnaise, Margarine oder Eiscreme. Doch sie greifen die schützende Schleimschicht des Darms an.

- **Carboxymethylcellulose (CMC, E466):** CMC wird in Eis, Soßen und Backwaren verwendet. Es fördert die Durchlässigkeit der Darmschleimhaut und kann Entzündungen auslösen.
- **Polysorbat 80 (E433):** Dieser Emulgator wird häufig in Eiscreme und Salatsoßen verwendet. Er verändert die Darmflora und kann das Risiko für chronische Entzündungen erhöhen.

Auswirkung auf den Körper

Speziell bei Schilddrüsenerkrankungen können Zusatzstoffe also auf indirekte Weise die Schilddrüsenfunktion beeinträchtigen:

- **Nährstoffmangel durch gestörte Darmflora:** Selen und Zink, zwei essenzielle Nährstoffe für die Schilddrüse, werden schlechter aufgenommen, wenn die Darmflora aus dem Gleichgewicht gerät.
- **Hormonelle Disbalance:** Endokrine Disruptoren wie einige Konservierungsstoffe oder Geschmacksverstärker können die Umwandlung von T4 (inaktiv) zu T3 (aktiv) hemmen, was die Schilddrüsenfunktion zusätzlich schwächt.
- **Entzündungen:** Chronische Entzündungen belasten die Schilddrüse in jeglicher Form, da sie Autoimmunprozesse verschärfen.

Zusatzstoffe vermeiden

Die Regeln, die du bereits vom Zucker kennst, gelten auch hier.

- **Verwende frische Zutaten statt Fertiggerichte:** Je frischer, regionaler, nährstoffdichter und unverarbeiteter ein Lebensmittel ist, desto geringer ist die Wahrscheinlichkeit, dass es Zusatzstoffe enthält. Koche deine Mahlzeiten selbst, verwende frisches Gemüse, hochwertige Öle und natürliche Gewürze und Kräuter.
- **Bevorzuge Bio-Lebensmittel:** Bio-Produkte dürfen keine künstlichen Süßstoffe, Geschmacksverstärker oder chemischen Konservierungsstoffe enthalten. Sie sind eine sichere Wahl, um deinen Körper zu entlasten.
- **Überprüfe die Zutatenliste auf der Verpackung:** Zusatzstoffe verstecken sich oft hinter E-Nummern oder schwer aussprechbaren Namen. Ein Produkt mit einer langen Zutatenliste ist ein Warnsignal. Greife lieber zu Produkten mit wenigen, natürlichen Zutaten.
- **Bereite Alternativen selbst zu:** Statt fertiger Soßen, Gewürzmischungen oder Dressings kannst du diese einfach selbst herstellen. Eine Tomatensoße aus frischen Tomaten, Kräutern und Olivenöl schmeckt nicht nur besser, sondern ist auch gesünder und superleicht gemacht.

Deshalb lohnt sich der Verzicht auf Zusatzstoffe

Das Weglassen von künstlichen Zusatzstoffen ist ein langfristiger Gewinn für deine Gesundheit. Besonders bei Hashimoto kann eine Vermeidung die Darmgesundheit verbessern, Entzündungen reduzieren und die Funktion der Schilddrüse unterstützen.

Bewusstere Ernährung

Die No-Gos bei Hashimoto mögen auf den ersten Blick wie eine Einschränkung wirken, doch sie bieten dir die Möglichkeit, deine Ernährung bewusster und nährstoffreicher zu gestalten. Indem du problematische Lebensmittel durch gesunde, leckere Alternativen ersetzt, kannst du nicht nur deine Schilddrüse entlasten, sondern auch dein allgemeines Wohlbefinden steigern. Ein achtsamer Umgang mit deiner Ernährung wird schnell zur neuen Normalität – und du wirst merken, wie gut dir diese Veränderungen tun.

Dein Körper ist darauf ausgelegt, natürliche Lebensmittel zu verarbeiten – gib ihm, was er braucht, und er wird es dir mit mehr Energie, besserer Verdauung und weniger Krankheitssymptomen danken. Zusatzstoffe mögen praktisch sein, doch die Kosten, die dein Körper dafür zahlt, sind einfach zu hoch.

Magensäure- und Enzymmangel

Magensäuremangel bei Schilddrüsenerkrankungen und speziell bei Hashimoto ist ein unterschätztes und häufig unbemerktes Problem, das erhebliche Auswirkungen auf das Wohlbefinden haben kann. Magensäure ist für eine gute Verdauung notwendig. Ohne sie ist der Körper nicht in der Lage, wichtige Nährstoffe wie Eisen, Zink und Vitamin B_{12} optimal aufzunehmen, Proteine angemessen zu verwerten und Krankheitserreger sowie Parasiten im Magen wirksam abzuwehren. Besonders bei Schilddrüsenerkrankungen ist ein Magensäuremangel *(Hypochlorhydrie)* häufig und problematisch. Doch dieses Thema wird oft übersehen. Die Folgen sind gravierend: chronischer Nährstoffmangel, eine geschwächte Immunabwehr und eine Verschärfung der Symptome.

Die Produktion von Magensäure ist ein hochkomplexer Prozess, der stark von Hormonen, Nervenimpulsen und dem allgemeinen Gesundheitszustand abhängt. Bei Hashimoto kommen mehrere Faktoren zusammen, welche die Magensäureproduktion hemmen.

Zum einen spielt die Schilddrüse eine zentrale Rolle. Die von ihr produzierten Hormone T3 und T4 beeinflussen die Funktion der Belegzellen im Magen, die für die Produktion von Magensäure verantwortlich sind. Bei einer Schilddrüsenunterfunktion – wie sie bei Hashimoto häufig auftritt – arbeitet dieser Mechanismus langsamer. Zum anderen sind Menschen mit Hashimoto vermehrt von chronischem Stress betroffen, der den Parasympathikus – den Entspannungsmodus des Nervensystems – unterdrückt. Dieser Modus ist jedoch entscheidend für die Freisetzung von Verdauungssäften, einschließlich Magensäure.

Ein weiteres Problem ist die autoimmun-bedingte Entzündung. Denn bei einigen Hashimoto-Betroffenen greift das Immunsystem nicht nur die Schilddrüse, sondern auch die Magenschleimhaut an. Dadurch kommt es zu einer Magenschleimhautentzündung, die als Gastritis Typ A (A steht für autoimmun) bezeichnet wird. Diese greift die magensäureproduzierenden Belegzellen an, wodurch die Fähigkeit des Magens eingeschränkt wird, Magensäure zu produzieren.

Die Symptome des Magensäuremangels sind oft diffus und können leicht anderen Verdauungsproblemen zugeschrieben werden, weshalb die Diagnose nicht immer leicht ist. Dennoch gibt es typische Anzeichen, auf die du achten kannst.

Ein häufiges Symptom ist ein starkes Völlegefühl nach dem Essen. Da die Nahrung im Magen nicht richtig zersetzt wird, bleibt sie länger liegen, was zu einem unangenehmen Druckgefühl führen kann. Ebenso sind Blähungen und Aufstoßen typisch, da unverdautes Essen in den Darm gelangt und dort von Bakterien fermentiert wird, was Gasbildung und Verdauungsstörungen verursacht. Außerdem können Müdigkeit, brüchige Nägel, Haarausfall und blasse Haut auf einen Mangel an Nährstoffen wie Eisen, Zink und Vitamin B_{12} hinweisen. Denn Magensäure spielt eine zentrale Rolle bei der Aufnahme von Vitamin B_{12}. Sie ist notwendig, um das Vitamin aus der Nahrung zu lösen und sorgt dafür, dass es in den Darm gelangt. Bei diesem Prozess werden verschiedene Verbindungen und Enzyme produziert und aufgelöst, ohne die B_{12} nicht in den letzten Abschnitt des Dünndarms *(Ileum)* gelangen, von ihm aufgenommen und von dort aktiv ins Blut abgegeben werden kann.

Fehlt Magensäure – zum Beispiel durch Medikamente wie Protonenpumpenhemmer (PPI), die gegen Sodbrennen eingesetzt werden – kann der Prozess der Vitamin-B_{12}-Verarbeitung gestört sein, was wiederum zu einem Vitamin-B_{12}-Mangel führt.

Ein chronischer Vitamin-B_{12}-Mangel kann schwerwiegende Folgen haben: unter anderem neurologische Störungen, Konzentrationsprobleme, Müdigkeit, Muskelschwäche und megaloblastäre Anämie. In solchen Fällen kann eine gezielte Supplementierung, etwa in Form von sublingualen Tabletten, Lutschtabletten oder Injektionen, sinnvoll sein – denn diese umgehen den magenabhängigen Aufnahmeweg.

Die Magensäure ist aber nicht nur für die Zersetzung von Nahrung und den Schutz gegen Parasiten und schädliche Keime und Pilze wichtig, sondern auch für die Aktivierung einiger Verdauungsenzyme. Ein Mangel an Magensäure führt hier oft zu einer Kettenreaktion:

1. **Pepsin:** Dieses Enzym, das Proteine abbaut, wird nur bei ausreichender Magensäure aktiviert. Ohne Pepsin bleiben Proteine unverdaut, was zu Völlegefühl, Blähungen und einem Mangel an wichtigen Aminosäuren führt.

2. **Fettverdauung:** Magensäure regt die Freisetzung von Gallensäuren und Lipasen an, die für die Fettverdauung notwendig sind. Symptome wie fettiger Stuhl oder ein Mangel an fettlöslichen Vitaminen (A, D, E, K) sind daher nicht selten.
3. **Beeinträchtigte Nährstoffaufnahme:** Neben Eisen, Zink und Vitamin B_{12} wird auch Calcium schlechter aufgenommen, was langfristig das Risiko für Osteoporose erhöht.

Einen Magensäuremangel feststellen

Es gibt verschiedene Methoden, um Magensäuremangel zu diagnostizieren. Eine gute Möglichkeit ist der Gastrin-Test, bei dem die Konzentration des Hormons Gastrin im Blut gemessen wird. Über Gastrin steuert der Körper die Magensäureproduktion. Je weniger Magensäure vorhanden ist, desto mehr Gastrin schüttet der Körper aus, um die Säureproduktion anzukurbeln. Bei einem Magensäuremangel findest du also vermehrt Gastrin im Blut. Eine Magenspiegelung (Gastroskopie) liefert zusätzlich Informationen über den Zustand der Magenschleimhaut und kann mögliche Entzündungen oder Schäden sichtbar machen und mittels einer speziellen Sonde den Säuregehalt in deinem Magen messen.

Unterstützung der Magensäureproduktion

Glücklicherweise gibt es zahlreiche Maßnahmen, welche die Magensäureproduktion anregen und die Verdauung verbessern können.

Zum einen kannst du deine Ernährung und den Lebensstil optimieren. Ein Glas warmes Wasser mit einem ordentlichen Spritzer Zitronensaft vor den Mahlzeiten ist ein einfacher Trick, um die Magensäureproduktion anzukurbeln. Bitterstoffe, die in Kräutern wie Löwenzahn, Enzian oder Artischocken enthalten sind, stimulieren ebenfalls die Produktion von Verdauungssäften. Bittertropfen vor den Mahlzeiten oder Bittertees sind hier besonders hilfreich.

Zum anderen solltest du Stress reduzieren, zum Beispiel durch Atemübungen, EFT (Emotional Freedom Technique, eine Methode zur Linderung und Behandlung psychischer und stressbedingter Probleme), Yoga oder Meditation – denn auch chronischer Stress hemmt die Magensäureproduktion. Vermeide außerdem, während der Mahlzeiten zu große Mengen zu trinken, da dies die Magensäure verdünnt.

Eine weitere gute Möglichkeit sind Nahrungsergänzungsmittel. In manchen Fällen kann es notwendig sein, die Magensäure direkt zu ergänzen. Betain/HCL ist ein Nahrungsergänzungsmittel, das Magensäure enthält und die Verdauung unterstützt. Es sollte jedoch nur unter ärztlicher Aufsicht und auch nur dann eingenommen werden, wenn kein Magengeschwür oder eine andere Magenschleimhautreizung vorliegt. Auch Enzympräparate können helfen, die Verdauung zu entlasten. Präparate mit Pepsin, Lipase oder Amylase verbessern die Aufspaltung von Proteinen, Fetten und Kohlenhydraten und verhindern Verdauungsbeschwerden.

Zudem solltest du Nährstoffmängel gezielt ausgleichen. Ein sublingual (unter der Zunge) einzunehmende Vitamin-B_{12}-Präparate oder B_{12}-Injektionen umgehen den Magen und liefern das Vitamin direkt in den Blutkreislauf. Eisenpräparate sollten mit Vitamin C kombiniert werden, um die Aufnahme zu verbessern, während Zink idealerweise vor einer Mahlzeit eingenommen wird. Bei der Einnahme von Nahrungsergänzungsmitteln gibt es einiges zu beachten. Nicht jeder Nährstoff wirkt zu jeder Tageszeit gleich gut, manche hemmen sich gegenseitig, andere entfalten erst in Kombination ihre volle Wirkung. Gerade bei komplexeren Themen wie Hashimoto ist es sinnvoll, einen strukturierten Plan zu haben, um sicherzugehen, dass alles gut zusammenpasst.

Wenn du tiefer in das Thema Nahrungsmittelergänzung einsteigen und deine Supplementierung gezielt und individuell gestalten möchtest, ist vielleicht mein HashiMotion®-Programm das Richtige für dich. Hier erfährst du nicht nur alles Wichtige zu Dosierung, Einnahmezeitpunkt und sinnvollen Kombinationen, sondern du kannst dir auch eine Schritt-für-Schritt-Anleitung erstellen lassen, die sich sicher begleitet (den Link findest du auf Seite 219). Aber schauen wir doch zunächst hier einmal auf die wichtigsten Nährstoffe.

Wichtige Nährstoffe bei Hashimoto

Damit deine Schilddrüse optimal arbeiten kann, benötigt sie eine ausreichende Versorgung mit essenziellen Nährstoffen. Gerade bei Hashimoto sind bestimmte Vitamine und Mineralstoffe entscheidend, um die Schilddrüse zu unterstützen, Entzündungen zu reduzieren und die Symptome der Erkrankung zu lindern.

Im Folgenden werden die wichtigsten Mikronährstoffe und ihre Funktionen im Detail erklärt. Zudem bekommst du Tipps, wie du sie auf natürliche Weise oder durch gezielte Nahrungsergänzung zu dir nehmen kannst.

Selen: Schutzschild für deine Schilddrüse

Selen ist eines der wichtigsten Spurenelemente für die Schilddrüse. Es wirkt als Antioxidans und schützt die Schilddrüse vor Schäden durch freie Radikale, die bei der Produktion von Schilddrüsenhormonen entstehen. Darüber hinaus ist Selen unverzichtbar für die Umwandlung des inaktiven Hormons T4 in das aktive T3, das dein Körper direkt nutzen kann.

Deshalb ist Selen bei Hashimoto wichtig: Bei Hashimoto sind Entzündungsprozesse in der Schilddrüse besonders ausgeprägt. Selen reduziert diese Entzündungen, indem es die Aktivität der Glutathionperoxidase – eines wichtigen antioxidativen Enzyms – fördert. Studien zeigen, dass eine ausreichende Selenzufuhr die Antikörperwerte bei Hashimoto senken und die Funktion der Schilddrüse verbessern kann.[12, 13] Folgende Lebensmittel sind besonders gute Quellen für Selen:

- **Paranüsse:** Bereits 1 bis 2 Paranüsse pro Tag können deinen Tagesbedarf decken.
- **Eier:** Besonders das Eigelb ist reich an Selen.
- **Fisch und Meeresfrüchte:** Lachs, Thunfisch und Garnelen enthalten viel Selen.

Jod: ein Balanceakt bei Hashimoto

Jod ist ein zentraler Baustein für die Schilddrüsenhormone T3 und T4. Ohne Jod kann die Schilddrüse keine Hormone produzieren. Doch bei Hashimoto ist Vorsicht geboten: Zu viel Jod kann die Entzündungsprozesse in der Schilddrüse verschärfen.

Jodgehalte im Urin	
Schwerer Jodmangel	weniger als 20 µg/l
Mäßiger Jodmangel	20–49 µg/l
Leichter Jodmangel	50–99 µg/l
Adäquate Jodversorgung	100–199 µg/l
Mehr als ausreichende Jodversorgung	200–299 µg/l
Übermäßige Jodversorgung	ab 300 µg/l

Hier findest du die neun natürlichsten Jodquellen, die du für dich nutzen kannst, um dich optimal mit Jod zu versorgen:

	Lebensmittel	Jodgehalt (µg/100 g)	Eigenschaften
1	Kombu-Alge	100 000–300 000	Extrem jodreich: Vorsicht vor Überdosierung, darum nur in kleinen Mengen verwenden
2	Wakame-Alge	5000–8000	Häufig in Suppen und Salaten verwendet; eine kontrollierte Dosierung ist wichtig
3	Nori-Blätter	5000	Typisch für Sushi: moderater Jodgehalt, alltagstauglicher als andere Algen
4	Arame-Alge	730–1300	Mild im Geschmack, für Salate oder Beilagen geeignet
5	Hijiki-Alge	400–1500	Eher selten, dennoch ist der Jodgehalt hoch; sparsam einsetzen
6	Schellfisch	243	Jodreichster Fisch, eine hervorragende Quelle für Jod
7	Miesmuscheln	130	Enthalten neben Jod auch viele andere wertvolle Nährstoffe wie Zink
8	Kabeljau	120	Ein Klassiker, besonders beliebt in Deutschland; jodreich und vielseitig
9	Garnelen	90–100	Reich an Jod und Eiweiß, eine gute Ergänzung für die Ernährung

Hinweise

- Algen sind die jodreichsten Quellen, sollten aber aufgrund ihres extrem hohen Jodgehalts nur in kleinen Mengen verzehrt werden.
- Fische wie Schellfisch und Kabeljau sind ideale und ausgewogene Jodquellen für die regelmäßige Ernährung.
- Muscheln und Garnelen bieten ebenfalls einen guten Jodanteil, zusammen mit wertvollen Mineralstoffen.

Wie viel Jod ist sicher?

Die richtige Dosierung ist entscheidend. Ein Jodmangel kann die Schilddrüse belasten, während eine Überdosierung die Autoimmunreaktion verstärken und sogar zu einem Schub führen kann. Sprich daher unbedingt mit deiner Ärztin oder deinem Arzt, bevor du Jod supplementierst. Der einfachste Weg, den Körper auf einen Jodmangel zu testen, ist über den Urin. Am besten ist es, den Jodgehalt im Urin zu bestimmen, bevor du mit der Supplementierung beginnst. Als Faustregel kannst du dir merken, dass du bei Autoimmunerkrankungen wie Hashimoto außerhalb eines Schubs nicht mehr als 200 Mikrogramm Jod pro Tag zu dir nehmen solltest. Befindest du dich in einem Schub, dann solltest du Jod meiden.

Zink: Allrounder für Hormonproduktion und Immunsystem

Zink ist ein echtes Multitalent. Es ist nicht nur für die Produktion von Schilddrüsenhormonen essenziell, sondern spielt auch eine zentrale Rolle im Immunsystem. Bei Hashimoto, bei dem das Immunsystem überaktiv ist, hilft Zink, die Immunantwort zu regulieren und Entzündungen zu reduzieren.

Deshalb ist Zink bei Hashimoto wichtig: Ein Zinkmangel kann die Produktion von Schilddrüsenhormonen hemmen, da Zink an der Aktivierung bestimmter Enzyme, insbesondere der Dejodinasen, beteiligt ist, die die Schilddrüse benötigt. Gleichzeitig unterstützt Zink die Wundheilung und den Schutz vor Infektionen – beides wichtige Faktoren bei Autoimmunerkrankungen. Zink ist vor allem in diesen Lebensmitteln enthalten:

- **Kürbis- und Cashewkerne:** ideal als Snack oder Topping für Salate
- **Rindfleisch und Geflügel:** gute Quellen für hochwertiges Zink
- **Linsen und Kichererbsen:** pflanzliche Alternativen, die auch Ballaststoffe liefern

Vitamin D: der Entzündungshemmer

Vitamin D ist weit mehr als nur ein Vitamin – es wirkt wie ein Hormon im Körper und hat direkten Einfluss auf das Immunsystem. Es reguliert die Immunantwort, hilft, Entzündungen zu reduzieren, und stärkt gleichzeitig die Abwehrkräfte.

Deshalb ist Vitamin D bei Hashimoto wichtig: Ein Vitamin-D-Mangel ist bei Hashimoto häufig und verstärkt die Entzündungen in der Schilddrüse. Studien zeigen, dass niedrige Vitamin-D-Werte mit einem höheren Risiko für Autoimmunerkrankungen einhergehen.[14, 15, 16] Eine ausreichende Versorgung kann helfen, die Symptome von Hashimoto zu lindern und die Schilddrüsenfunktion zu stabilisieren. Vitamin D sollte am besten mit Vitamin K_2 und Magnesium kombiniert werden. Gute Quellen für Vitamin D sind:

- **Sonnenlicht:** 15 bis 30 Minuten in der Sonne reichen oft aus, um die Vitamin-D-Produktion anzukurbeln; jedoch nur in den sonnenreichen Monaten und bei ausreichender UVB-Strahlung. In Herbst und Winter, besonders in nördlichen Breitengraden, steht die Sonne zu tief, sodass kaum UVB-Strahlen die Haut erreichen. In dieser Zeit ist der Körper meist auf eine gezielte Supplementierung angewiesen.
- **Fetter Fisch:** Lachs, Makrele und Hering sind reich an Vitamin D

Eisen: für Sauerstoff und Energie

Eisen spielt eine zentrale Rolle im Sauerstofftransport und der Energieproduktion. Bei Hashimoto ist ein Eisenmangel besonders häufig, da die Aufnahme im Darm oft gestört ist. Zudem wird Eisen für die Produktion von Schilddrüsenhormonen benötigt. Kombiniere am besten eisenreiche Lebensmittel mit Vitamin-C-haltigen Lebensmitteln wie Paprika, Orangen oder Zitronen, um die Absorption zu verbessern. Meide die gleichzeitige Einnahme von Magnesium und Calcium.

Deshalb ist Eisen bei Hashimoto wichtig: Ein Mangel an Magensäure – häufig bei Hashimoto – beeinträchtigt auch die Aufnahme von Eisen aus der Nahrung. Dies führt zu Symptomen wie Müdigkeit, Konzentrationsproblemen, Haarausfall und blasser Haut. Ein chronischer Eisenmangel kann außerdem die Umwandlung von T4 in T3 stören und die Symptome einer Unterfunktion verstärken. Lebensmittel mit hohem Eisengehalt sind:

- **Rotes Fleisch:** Besonders Rindfleisch und Leber sind reich an Eisen.
- **Hülsenfrüchte:** Linsen und schwarze Bohnen sind gute pflanzliche Alternativen.
- **Grünes Blattgemüse:** Spinat und Grünkohl liefern Eisen und Antioxidantien.

B-Vitamine: kleine Helfer mit großer Wirkung

Die B-Vitamine sind eine Gruppe von wasserlöslichen Vitaminen, die an zahlreichen Prozessen im Körper beteiligt sind.

Deshalb sind B-Vitamine wichtig: Besonders bei Hashimoto sind sie unverzichtbar, da sie die Energieproduktion, die Nervenfunktion und die Blutbildung unterstützen. Hier findest du die wichtigsten B-Vitamine im Überblick:

- **Vitamin B_1 (Thiamin):** unterstützt den Energiestoffwechsel und hilft, Müdigkeit zu bekämpfen; enthalten in Vollkornprodukten, Sonnenblumenkernen und Schweinefleisch
- **Vitamin B_2 (Riboflavin):** wichtig für die Zellenergie und den Schutz vor oxidativem Stress; gute Quellen sind Eier und Mandeln
- **Vitamin B_6 (Pyridoxin):** reguliert die Hormonaktivität und unterstützt das Immunsystem; enthalten in Bananen, Lachs und Huhn
- **Vitamin B_9 (Folsäure):** essenziell für die Zellteilung und Blutbildung; zu finden in grünem Blattgemüse, Hülsenfrüchten und Vollkornprodukten
- **Vitamin B_{12} (Cobalamin):** spielt eine Schlüsselrolle in der Blutbildung und der Funktion des Nervensystems; bei Hashimoto oft kritisch, da die Aufnahme durch Magensäuremangel beeinträchtigt sein kann; gute Quellen sind Fleisch, Fisch und Eier

Nährstoffe als Weg zur Gesundheit

Die richtige Versorgung mit Nährstoffen ist bei Hashimoto entscheidend, um Entzündungen zu reduzieren, die Schilddrüsenfunktion zu unterstützen und Symptome zu lindern. Achte auf eine ausgewogene Ernährung mit frischen, nährstoffreichen Lebensmitteln. Wo nötig, können gezielte Nahrungsergänzungsmittel helfen, Defizite auszugleichen – suche dir am besten professionelle Unterstützung oder nimm eine Ernährungsberatung in Anspruch. Dein Körper wird es dir mit mehr Energie, besserer Stimmung und einer stabileren Gesundheit danken.

Basische Ernährung: weniger Entzündungen und mehr Wohlbefinden

Eine basische Ernährung ist mehr als nur ein Trend – sie ist ein kraftvolles Werkzeug, um den Körper zu entlasten, Entzündungen zu reduzieren und die Heilung zu fördern. Besonders bei chronischen Erkrankungen wie Hashimoto kann eine überwiegend basische Ernährung den Stoffwechsel stabilisieren, die Entzündungsbereitschaft senken und das allgemeine Wohlbefinden steigern. Doch was genau bedeutet »basisch«, warum ist dieser Ansatz überlegenswert, und wie lässt er sich praktisch in den Alltag integrieren?

Säuren und Basen im Körper

Der menschliche Körper ist ein Meister der Balance. Dein Blut hat einen leicht basischen pH-Wert von etwa 7,35 bis 7,45, und dein Körper arbeitet hart daran, diesen Wert konstant zu halten. Säurebildende Stoffwechselprodukte entstehen natürlicherweise zum Beispiel durch die Verdauung von tierischen Proteinen oder durch Stress. Eine basische Ernährung unterstützt den Körper dabei, überschüssige Säuren effizient auszuscheiden und die pH-Balance zu bewahren.

Doch bei einer Ernährung, die stark auf säurebildenden Lebensmitteln wie Fleisch, Zucker und verarbeiteten Produkten basiert, kann der Körper überfordert sein. Die Folge: Übersäuerung, die Entzündungen begünstigt, die Zellregeneration behindert und die Aufnahme von Nährstoffen wie Calcium, Magnesium und Zink beeinträchtigt.

Bei Hashimoto sind chronische Entzündungen in der Schilddrüse ein zentrales Problem. Eine basische Ernährung hilft, diese zu reduzieren, indem sie die Belastung durch säurebildende Stoffwechselprodukte minimiert und den Körper mit entzündungshemmenden Nährstoffen versorgt. Zudem verbessert eine basische Ernährung die Darmgesundheit, die eng mit der Funktion der Schilddrüse und dem Immunsystem verknüpft ist.

Basische Lebensmittel: deine Verbündeten für mehr Balance

Basische Lebensmittel sind diejenigen, die nach der Verdauung basenbildende Mineralstoffe wie Calcium, Magnesium und Kalium hinterlassen. Sie fördern die Entgiftung, stärken die Zellfunktion und helfen dem Körper, Säuren auszugleichen.

Gemüse ist das Herzstück der basischen Ernährung. Es liefert Vitamine, Mineralstoffe und sekundäre Pflanzenstoffe, die entzündungshemmend wirken und den Stoffwechsel unterstützen. Besonders basenbildend wirken hier Spinat und Mangold. Sie sind reich an Magnesium und Kalium, ideal für den Säure-Basen-Ausgleich. Zucchini und Gurken sind leicht verdaulich und sehr basisch. Brokkoli und Blumenkohl enthalten Sulforaphane, die entzündungshemmend wirken und die Entgiftung fördern.

Aber auch Obst ist ein großartiger Basenbildner und eine wertvolle Quelle von Antioxidantien, die freie Radikale bekämpfen. Besonders empfehlenswert sind hier Beeren wie Blaubeeren, Himbeeren und Erdbeeren. Auch sie sind reich an Antioxidantien und haben einen moderaten Fruchtzuckergehalt. Äpfel und Birnen sind vollgepackt mit Ballaststoffen, welche die Darmgesundheit fördern, und Bananen eignen sich als schnelle Energielieferanten und sind reich an Kalium.

Eine weitere gute Basenquelle sind bestimmte Nüsse und Samen. Gleichzeitig liefern sie gesunde Fette sowie Eiweiß. Besonders zu empfehlen sind hier Mandeln, die zusätzlich noch reich an Vitamin E sind, sowie Leinsamen, die dank ihres hohen Omega-3-Gehalts entzündungshemmend sind.

Kräuter und Gewürze für eine basische Ernährung

Frische Kräuter wie Basilikum, Petersilie und Koriander sind nicht nur basisch, sondern auch reich an Chlorophyll, das die Blutreinigung unterstützt. Gewürze wie Kurkuma und Ingwer haben entzündungshemmende Eigenschaften und passen perfekt zu einer basischen Ernährung.

Säurebildende Lebensmittel, die du reduzieren solltest

Eine basische Ernährung bedeutet nicht, dass du säurebildende Lebensmittel komplett meiden musst. Es geht um das richtige Verhältnis. Strebe an, etwa 80 Prozent deiner Ernährung aus basischen und 20 Prozent aus säurebildenden Lebensmitteln zu gestalten. Diese Lebensmittel solltest du reduzieren beziehungsweise ganz ersetzen:

- **Tierische Produkte:** Fleisch, Wurst und Milchprodukte sind stark säurebildend.
- **Zucker und Süßigkeiten:** Zucker fördert Entzündungen und schwächt das Immunsystem (reduziere ihn auf ein Minimum oder streiche ihn am besten ganz).
- **Weißmehlprodukte:** Brötchen, Pasta und Kekse belasten den Stoffwechsel und sind nährstoffarm, aber allein wegen des Glutengehalts ohnehin indiskutabel.
- **Kaffee und Alkohol**: Darüber brauchen wir uns eigentlich nicht zu unterhalten. Beide wirken stark säurebildend und entziehen dem Körper wichtige Mineralstoffe, ganz abgesehen von den toxischen Wirkungen des Alkohols.

Alternativ kannst du dein Frühstück mit basischen Lebensmitteln wie Hirsebrei oder einem Obstsalat gestalten. Mache außerdem Gemüse zum Hauptbestandteil jeder Mahlzeit. Ergänze dein Mittag- oder Abendessen mit einer großen Portion gedämpftem Brokkoli, einer Gemüsesuppe oder einem Salat aus Gurke, Zucchini und frischen Kräutern.

Setze außerdem auf basische Getränke. Neben ausreichend Wasser können Kräutertees aus Brennnessel, Löwenzahn oder Kamille helfen, den Säure-Basen-Haushalt zu regulieren. Diese Tees wirken sanft entwässernd und unterstützen die Entgiftung.

Tipps für einen basischen Alltag

Eine basische Ernährung lässt sich leichter umsetzen, als du denkst. Sie erfordert keine strikten Regeln, sondern kleine, bewusste Veränderungen in deinem Speiseplan.

Starte deinen Tag basisch: Ein grüner Smoothie eignet sich dafür perfekt. Mixe Spinat, Gurke, einen Apfel und etwas Zitrone mit Wasser oder Mandelmilch. In unserem HashiMotion®-Guide bekommst du dieses und viele weitere leckere Rezepte (den Link findest du auf Seite 219). Der Mix liefert Energie und unterstützt deinen Säure-Basen-Haushalt.

Wenn du naschen möchtest, so ist es erlaubt – aber bitte basisch. Ersatz für süße Versuchungen findest du in basischen Snacks wie Energyballs aus Datteln. Auch kannst du Mandeln knabbern oder Apfelscheiben mit Mandelmus.

So wirkt eine basische Ernährung langfristig

Die Vorteile einer basischen Ernährung gehen weit über die Reduzierung von Entzündungen hinaus. Ein ausgeglichener Säure-Basen-Haushalt verbessert die Nährstoffaufnahme, stärkt die Zellfunktion und hilft dem Körper, Schadstoffe effizienter auszuscheiden. Viele Menschen berichten von mehr Energie, klarerer Haut und einer besseren Verdauung.

Besonders bei Hashimoto ist eine basische Ernährung ein wertvolles Werkzeug, um die Schilddrüse zu entlasten, das Immunsystem zu regulieren und die Symptome der Erkrankung zu lindern. Sie bietet eine natürliche Möglichkeit, den Körper ins Gleichgewicht zu bringen und die Heilung zu fördern – ein Schritt hin zu mehr Lebensqualität.

Basisch ist also kein Verzicht, sondern ein Gewinn. Es ist kein starres Konzept, sondern eine flexible Herangehensweise, die deine Gesundheit fördern kann. Indem du mehr Gemüse, Obst und gesunde Fette in deinen Alltag integrierst und gleichzeitig säurebildende Lebensmittel reduzierst, kannst du deinen Körper entlasten und ihm die Grundlage für mehr Wohlbefinden geben. Probier es aus – dein Körper wird es dir danken!

Ketogene Ernährung bei Hashimoto

Die ketogene Ernährung, die auf eine drastische Reduktion von Kohlenhydraten und eine hohe Zufuhr an gesunden Fetten setzt, wird zunehmend als Ansatz für die Behandlung chronischer Erkrankungen diskutiert. Auch bei Hashimoto wird diese Ernährungsweise manchmal empfohlen, da sie entzündungshemmend wirken und den Blutzuckerspiegel stabilisieren kann. Doch die Keto-Diät ist nicht für jeden Menschen geeignet und birgt auch Risiken, die gerade bei Schilddrüsenerkrankungen sorgfältig abgewogen werden sollten.

So funktioniert die ketogene Ernährung

Bei der ketogenen Ernährung liegt der Fokus auf der Reduktion von Kohlenhydraten – in der Regel auf weniger als 50 Gramm pro Tag. Der Körper wird dadurch gezwungen, seine Energie primär aus Fetten zu gewinnen. Dieser Stoffwechselzustand wird als Ketose bezeichnet. Dabei werden in der Leber Ketonkörper produziert, die als alternative Energiequelle für Gehirn und Muskeln dienen.

Vorteile der ketogenen Ernährung

Bei Hashimoto ist der Effekt von Ketose auf den Körper nicht immer positiv. Hier geht es jedoch zunächst um die potenziellen Vorzüge:

- **Entzündungshemmende Wirkung:** Ein zentraler Vorteil der ketogenen Ernährung ist ihre entzündungshemmende Eigenschaft. Chronische Entzündungen spielen bei Hashimoto eine Schlüsselrolle, da sie die Autoimmunreaktion verstärken und die Schilddrüse weiter schädigen. Ketonkörper, die während der Ketose gebildet werden, haben laut Studien eine entzündungshemmende Wirkung und können helfen, die Immunreaktion zu regulieren.[17]
- **Stabilisierung des Blutzuckerspiegels:** Viele Menschen mit Hashimoto kämpfen mit einem instabilen Blutzuckerspiegel, der Müdigkeit, Heißhunger und Stimmungsschwankungen verursacht. Die ketogene Ernährung minimiert diese Schwankungen, da sie die Insulinproduktion reduziert und den Blutzuckerspiegel konstant hält.
- **Mehr Energie:** Manche Betroffene berichten sogar, dass sie sich mit der ketogenen Ernährung energiegeladener fühlen und ihre Symptome wie Gehirnnebel (Brain Fog) oder Antriebslosigkeit abnehmen. Dies könnte darauf zurückzuführen sein, dass Ketonkörper dem Gehirn eine konstante Energiequelle bieten.

FASTEN BEI HASHIMOTO UND SCHILDDRÜSENUNTERFUNKTION

Fasten wird oft als Wundermittel angepriesen, um den Körper zu entlasten, Entzündungen zu reduzieren und den Stoffwechsel zu verbessern. Grundsätzlich ist das auch richtig. Doch nicht alles, was für die Allgemeinheit gut ist, ist auch für Menschen mit Schilddrüsenunterfunktion oder Hashimoto empfehlenswert. Fasten bedeutet für den Körper immer eine Form von Stress – und genau das kann bei der Hashimoto-Thyreoiditis, die oft ohnehin schon mit chronischem Stress und einem geschwächten Stoffwechsel einhergeht, kontraproduktiv sein.

Fasten erhöht den Stresslevel, da der Körper in einen Zustand versetzt wird, den er als Herausforderung wahrnimmt. Der Blutzuckerspiegel sinkt, der Körper schüttet Stresshormone wie Cortisol aus, um Energie bereitzustellen. Bei einem gesunden Menschen mag dies unproblematisch sein, doch bei Hashimoto und Schilddrüsenunterfunktion, wenn der Körper ohnehin oft mit erhöhtem Stress kämpft, ist das fatal.

Denn ein dauerhaft erhöhter Cortisolspiegel kann die Umwandlung des Schilddrüsenhormons T4 in das aktive T3 blockieren, was die Symptome der Unterfunktion verstärkt. Außerdem steigern chronisch erhöhte Cortisolspiegel den Entzündungslevel und können die Autoimmunreaktion der Schilddrüse verschlimmern.

Ein weiterer Nachteil ist, dass Fasten den Stoffwechsel bremst. Die Schilddrüse ist der Motor des Körpers, aber bei einer Unterfunktion läuft dieser Motor bereits auf Sparflamme. Fasten signalisiert dem Körper, dass Nahrungsmangel herrscht. Infolgedessen drosselt der Körper den Stoffwechsel noch weiter, um Energie zu sparen. Das bedeutet, die Produktion von Schilddrüsenhormonen wird weiter reduziert, und Symptome wie Müdigkeit, Kälteempfindlichkeit und Gewichtszunahme können sich verschlimmern. Außerdem hält der Körper Fettreserven noch stärker zurück, was die Bemühungen, Gewicht zu verlieren, zusätzlich erschwert.

Hinzu kommt, dass durch das Fasten noch weniger Nährstoffe aufgenommen werden. Dadurch werden bestehende Mängel verschärft, was es dem Körper noch schwerer macht, sich zu regenerieren.

Fasten ist in verschiedenen Varianten möglich, doch keine davon ist ideal für Menschen mit Hashimoto oder Schilddrüsenunterfunktion. Lass uns einen genaueren Blick darauf werfen.

Intervallfasten

Beim Intervallfasten wird in einem begrenzten Zeitfenster, zum Beispiel 8 Stunden, gegessen, während die restlichen 16 Stunden gefastet wird. Auch wenn diese Methode sanft erscheint, führt sie dennoch zu langen Phasen ohne Energiezufuhr. In diesen Phasen sinkt der Blutzuckerspiegel ab, was die Nebennieren zur Produktion von Cortisol zwingt. Besonders am Morgen, wenn die Schilddrüse ohnehin auf eine Energiezufuhr angewiesen ist, kann das Fasten den Stoffwechsel verlangsamen.

Basenfasten

Beim Basenfasten wird auf säurebildende Lebensmittel wie Fleisch, Getreide und Zucker verzichtet, während basische Lebensmittel wie Gemüse und Obst gegessen werden. Obwohl diese Methode nährstoffreich ist, bleibt sie dennoch eine eingeschränkte Form der Ernährung, die den Körper unterversorgt, wenn sie länger durchgeführt wird. Für eine kurze und begrenzte Zeitdauer ist das für den Körper durchaus sinn- und wertvoll. Jedoch hat es bei längerer Anwendung Folgen: Ein reduzierter Speiseplan kann bestehende Nährstoffmängel weiter verschärfen. Die verminderte Kalorienzufuhr signalisiert dem Körper einen Energiemangel, was den Stoffwechsel drosselt.

Komplettes Fasten

Der vollständige Verzicht auf Nahrung über mehrere Tage ist bei Hashimoto besonders schädlich. Der Körper wird gezwungen, auf Fett- und Muskelreserven zurückzugreifen, um Energie zu gewinnen. Dabei entstehen sogenannte Ketonkörper, die den Stoffwechsel zusätzlich belasten. Das Wasserfasten ist bei Hashimoto beziehungsweise Schilddrüsenunterfunktion hochproblematisch und nicht zu empfehlen. Es verursacht in deinem Körper zu viel Stress. Zur dauerhaften Gewichtsabnahme taugt diese Art des Fastens ohnehin nicht, und der verursachte Stress steht in keinem Verhältnis zu den wenigen positiven Effekten.

Der wichtigste Punkt bei Schilddrüsenerkrankungen ist, den Körper zu stabilisieren und Stress zu minimieren. Fasten bewirkt jedoch genau das Gegenteil. Es erhöht die Belastung des Stoffwechsels und verstärkt die Symptome. Langfristig kann dies die Funktion der Schilddrüse weiter beeinträchtigen, da der Körper noch weniger Schilddrüsenhormone produziert, die Entzündungen in der Schilddrüse zunehmen und die Nährstoffspeicher erschöpft werden, was die Heilung erschwert.

Alternative Ansätze

Statt den Körper durch Fasten weiter zu stressen, kannst du gezielt an einer nährstoffreichen, ausgewogenen Ernährung arbeiten, die die Schilddrüse unterstützt und gleichzeitig den Stoffwechsel entlastet. Dazu gehören:

- **Regelmäßige Mahlzeiten:** Gönne deinem Körper alle drei bis vier Stunden eine kleine, nährstoffreiche Mahlzeit. Das stabilisiert den Blutzuckerspiegel, reduziert Stress und unterstützt die Schilddrüse.
- **Entzündungshemmende Lebensmittel:** Baue mehr basische und entzündungshemmende Lebensmittel wie Gemüse, Obst, gesunde Fette (Avocado, Nüsse) und ballaststoffreiche Lebensmittel in deine Ernährung ein. Diese versorgen den Körper mit wichtigen Mikronährstoffen und helfen, Entzündungen zu reduzieren.
- **Unterstützung durch Bitterstoffe:** Anstatt zu fasten, kannst du die Verdauung und Entgiftung sanft durch Bitterstoffe wie Löwenzahn, Artischocke oder Enzian anregen. Diese unterstützen den Stoffwechsel, ohne den Körper zu belasten.
- **Stressreduktion durch Lebensstil:** Statt auf Fasten zu setzen, integriere Stressabbautechniken wie Yoga, Meditation, EFT (Emotional Freedom Technique) oder Atemübungen in deinen Alltag. Diese Methoden reduzieren den Cortisolspiegel und fördern die Schilddrüsengesundheit.

Fasten mag bei gesunden Menschen positive Effekte haben, doch für Menschen mit Hashimoto oder Schilddrüsenunterfunktion ist es schlichtweg nicht geeignet. Jede Form des Fastens erhöht den Stresslevel, belastet den Stoffwechsel und verschärft bestehende Nährstoffmängel. Stattdessen solltest du auf eine regelmäßige, nährstoffreiche Ernährung setzen, die deinem Körper Energie liefert und die Heilung fördert. Dein Ziel sollte es sein, Stress zu reduzieren, Entzündungen zu senken und die Schilddrüse zu entlasten – und das erreichst du am besten, indem du deinem Körper regelmäßig die Nährstoffe und Energie gibst, die er braucht. Fasten ist keine Lösung, sondern eine zusätzliche Belastung, die du dir ersparen kannst.

Nachteile der ketogenen Ernährung

Speziell bei Schilddrüsenerkrankungen wie Hashimoto ist die ketogene Ernährung nicht unumstritten und birgt Risiken, die sorgfältig beachtet werden müssen:

- **Belastung der Schilddrüse durch Stress:** Die Umstellung auf Ketose bedeutet Stress für den Körper, da er seine Energieversorgung komplett umstellen muss. Dies führt oft zu einem erhöhten Cortisolspiegel, der die Funktion der Schilddrüse direkt beeinträchtigen kann. Wie du inzwischen weißt, hemmen chronisch erhöhte Cortisolwerte die Umwandlung des Schilddrüsenhormons T4 in die aktive Form T3 und können so die Symptome einer Schilddrüsenunterfunktion verschlimmern.
- **Gefahr eines Nährstoffmangels:** Die ketogene Ernährung erfordert eine sehr genaue Planung, um Nährstoffmängel zu vermeiden. Durch den Verzicht auf viele Obst- und Gemüsesorten kann es zu einem Mangel an wichtigen Vitaminen, Mineralstoffen und Ballaststoffen kommen, die gerade bei Hashimoto essenziell sind. Besonders kritisch sind hier die Ballaststoffe. Denn der Verzicht auf ballaststoffreiche Kohlenhydrate wie Haferflocken, Quinoa oder Hülsenfrüchte kann die Darmgesundheit beeinträchtigen. Ein gesunder Darm ist jedoch für Menschen mit Hashimoto unverzichtbar, da er eng mit dem Immunsystem und der Schilddrüsenfunktion verknüpft ist. Ein weiterer Punkt betrifft die B-Vitamine. Denn diese Vitamine, die in Vollkornprodukten und Hülsenfrüchten vorkommen, sind entscheidend für den Energiestoffwechsel und die Hormonproduktion.
- **Erschwerte Entgiftung:** Bei Hashimoto ist die Entgiftungsfunktion der Leber oft beeinträchtigt. Die ketogene Ernährung kann die Leber zusätzlich belasten, da sie eine erhöhte Fettverarbeitung erfordert. Menschen mit Hashimoto sollten daher genau beobachten, wie ihr Körper auf diese Ernährungsweise reagiert.
- **Die Keto-Grippe:** Ein weiterer potenzieller Nachteil der ketogenen Ernährung ist die Möglichkeit, dass sich in den ersten Tagen oder Wochen nach der Umstellung eine sogenannte Keto-Grippe einstellen kann, die mit Müdigkeit, Kopfschmerzen, Reizbarkeit und Konzentrationsproblemen einhergeht. Für Menschen mit Hashimoto, die ohnehin mit ähnlichen Symptomen zu kämpfen haben, kann dies eine erhebliche Belastung sein, die manchmal sogar mit Schubsymptomen verwechselt wird.

Mögliche Alternative: Low Carb

Wie wir gesehen haben, ist die ketogene Ernährung gerade für Hashimoto-Betroffene meistnicht die beste Wahl. Die potenziellen Risiken, insbesondere die Belastung durch Stress und mögliche Nährstoffmängel, sollten nicht unterschätzt werden.

Eine sanftere Alternative ist die Low-Carb-Ernährung, bei der Kohlenhydrate zwar reduziert, aber nicht drastisch eingeschränkt werden. Diese Form der Ernährung kann die Blutzuckerregulation verbessern, ohne den Körper übermäßig zu belasten. Besonders wichtig ist dabei, den Fokus auf nährstoffreiche, unverarbeitete Lebensmittel zu legen und die Nährstoffversorgung sicherzustellen.

Die wichtigste Empfehlung lautet deshalb: Höre auf deinen Körper, und suche am besten professionelle Begleitung. Wenn du die ketogene Ernährung ausprobieren möchtest, solltest du dies nicht ohne Rücksprache mit einer erfahrenen fachkundigen Person tun: Bitte eine Ärztin oder einen Arzt um Hilfe, oder nimm eine Ernährungsberatung in Anspruch. So kannst du die Ernährung an deine individuellen Bedürfnisse anpassen und sicherstellen, dass deine Schilddrüse nicht zusätzlich belastet wird.

Die Bedeutung einer optimierten Ernährung

Egal, für welche Ernährungsweise du dich entscheidest – das Ziel sollte immer sein, deine Schilddrüse zu entlasten, dein Immunsystem zu stärken und die Entzündungsprozesse im Körper zu reduzieren. Mit der richtigen Ernährung kannst du nicht nur deine Symptome lindern, sondern auch deine Lebensqualität erheblich verbessern. Im nächsten Schritt ist es besonders wichtig, die Funktion deiner Leber, des zentralen Entgiftungsorgans, zu unterstützen. Denn eine gesunde Leber ist der Schlüssel zu einer optimalen Schilddrüsenfunktion und einem harmonischen Stoffwechsel.

SÄULE 4: EINE STARKE LEBER

Die Leber ist eines der wichtigsten Organe, wenn es um die Gesundheit der Schilddrüse geht. Sie ist nicht nur für die Entgiftung zuständig, sondern spielt auch eine zentrale Rolle bei der Aktivierung der Schilddrüsenhormone. Du hast bereits gelesen, wie vielfältig und zentral die Aufgaben der Leber sind. Sie ist der »Chemiemeister« deines Körpers und spielt eine entscheidende Rolle bei der Hormonproduktion. Gerade für die Schilddrüse sind die Leberfunktionen von enormer Bedeutung, denn etwa 60 Prozent des inaktiven Schilddrüsenhormons T4 wird in der Leber in das aktive Hormon T3 umgewandelt, das dein Körper dann direkt nutzen kann. Ist die Leber überlastet, kann sie diese Aufgabe nicht mehr erfüllen. Die Folge ist eine Umwandlungsschwäche – ein häufiger Grund dafür, dass du dich müde und antriebslos fühlst und trotz Behandlung mit Symptomen kämpfst.

Das oft übersehene Problem Umwandlungsschwäche

Eine Umwandlungsschwäche der Schilddrüse, bei der das inaktive T4-Hormon nicht ausreichend in das aktive T3-Hormon umgewandelt wird, kann sich durch verschiedene Symptome bemerkbar machen. Häufig berichten Betroffene von anhaltender Müdigkeit und Konzentrationsproblemen, die selbst nach einer ausreichenden Nachtruhe nicht verschwinden. Auch eine unerklärliche Gewichtszunahme ist typisch, obwohl die Schilddrüsenwerte im Blut oft als »normal« angegeben werden. Um Klarheit über deine Schilddrüsenfunktion zu gewinnen, kannst du den kostenfreien Schilddrüsenwerterechner auf meiner Website verwenden oder den QR-Code am Ende des Buches (Seite 219) nutzen. Mit diesem Tool kannst du einfach überprüfen, ob deine Werte auf eine Umwandlungsschwäche hindeuten. Außerdem erhältst du wertvolle Tipps und Hinweise, welche Schritte für dich sinnvoll sein können, um der Umwandlungsschwäche entgegenzuwirken.

Wenn du die Tipps in diesem Kapitel konsequent umsetzt, tust du bereits eine Menge für die Verbesserung der Hormonumwandlung, was du im Verlauf dann auch an deinen Blutwerten sehen dürftest.

Genuss- und Umweltgifte

Unsere Leber ist täglich mit einer Vielzahl von Giften konfrontiert – von Nikotin und Alkohol bis hin zu Schadstoffen in Kosmetika, Reinigungsmitteln und der Umwelt. Diese Belastungen beeinträchtigen die Entgiftungsfunktion der Leber und können die Schilddrüse zusätzlich stressen. Häufige Belastungsquellen sind:

- **Nikotin und Alkohol:** Diese Genussmittel belasten die Leber direkt und fördern Entzündungen.
- **Kosmetika und Reinigungsmittel:** Viele Produkte enthalten hormonähnliche Substanzen (zum Beispiel Parabene, Phthalate), welche die Schilddrüsenfunktion stören können.
- **Trinkwasser:** Chlor, Schwermetalle, Medikamentenrückstände, Hormone und Pestizide im Wasser können die Leber ebenfalls belasten.

Es hilft dir daher schon sehr, wenn du solche Belastungen von vornherein minimierst oder sogar komplett vermeidest. Das gelingt dir, indem du auf natürliche Pflegeprodukte ohne schädliche Inhaltsstoffe umstellst. Ob Pflegeprodukte gesundheitsschädliche Substanzen enthalten, lässt sich mit kostenlosen Apps fürs Handy direkt beim Einkauf herausfinden. Beispiele für solche Apps sind Yuka, ToxFox, CodeCheck und INCI Beauty. Außerdem kannst du umweltfreundliche Reinigungsmittel oder Hausmittel wie Essig, Natron und Zitronensäure nutzen. Zusätzlich macht es Sinn, dein Trinkwasser zu filtern, um Schadstoffe zu entfernen.

Natürlich und richtig entgiften

Die Leber ist eines der am härtesten arbeitenden Organe unseres Körpers. Sie filtert täglich 300- bis 400-mal das gesamte Blut im Körper – das ergibt etwa 2000 Liter, jeden Tag. Dabei arbeitet sie rund um die Uhr. Sie scannt das Blut auf belastende Stoffe, baut Toxine und andere Schadstoffe ab, speichert lebenswichtige Vitamine und Spurenelemente, reguliert den Blutzuckerspiegel, produziert Gerinnungsfaktoren und stellt die Gallenflüssigkeit für die Fettverdauung bereit. Doch diese beeindruckende Leistung hat ihren Preis. Um eine Überlastung der Leber zu vermeiden, ist eine regelmäßige Entgiftung ratsam, damit sie gereinigt wird und wieder optimal funktionieren kann. Dabei geht es nicht um radikale Detoxkuren, sondern um alltagstaugliche und sanfte Methoden, die langfristig wirken. Hier erfährst du, wie du deine Leber ganzheitlich unterstützen kannst.

Wasser und Kräutertees für die Leber

Die Leber kann ihre Arbeit nur effizient erledigen, wenn sie ausreichend mit Flüssigkeit versorgt wird. Sofern dein Herz-Kreislauf-System sowie deine Nieren gesund sind, solltest du mindestens zweieinhalb bis drei Liter stilles Wasser oder ungesüßten Kräutertee pro Tag trinken, denn das hilft, Giftstoffe aus dem Körper zu spülen. Besonders geeignet sind

- **Brennnesseltee** unterstützt die Entgiftung und wirkt harntreibend, was den Abtransport von Toxinen erleichter.-
- **Schafgarbentee** wirkt krampflösend, galleflussfördernd und entzündungshemmend bei leberbedingten Verdauungsbeschwerden.
- **Ingwertee** regt die Durchblutung der Leber an, wirkt entzündungshemmend und fördert die Verdauung, insbesondere bei fettreichen Mahlzeiten.
- **Kardamomtee** ist eine eher unbekannte, aber überraschend leberfreundliche Wahl: Kardamom unterstützt nicht nur den Magen-Darm-Trakt, sondern wirkt auch antioxidativ und kann helfen, oxidativen Stress in der Leber zu reduzieren.

Bringe regelmäßige Abwechslung in die Teesorten, um die Vielfalt an Nährstoffen zu nutzen. Auch eine Kombination mehrerer Kräuter ist möglich.

Trinke außerdem direkt am Morgen eine Tasse warmen Kräutertee auf nüchternen Magen, um den Stoffwechsel sanft in Schwung zu bringen und die Leberarbeit von Anfang an zu begleiten. Das ist zwar ein kleiner, aber sehr wirkungsvoller Impuls für einen gesunden Start in den Tag.

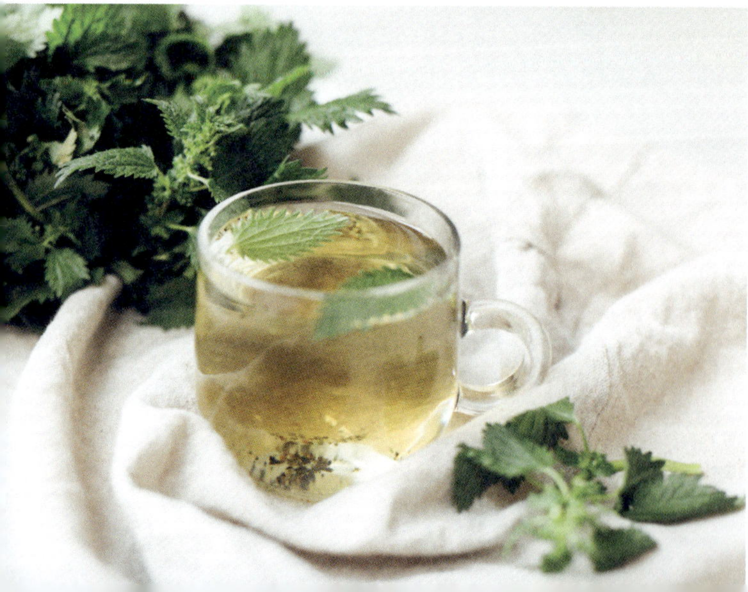

Brennnesseltee hilft dabei, Abfallstoffe aus dem Körper zu schwemmen.

Bitterstoffe für eine gesunde Leber

Bitterstoffe sind wahre Wundermittel für die Leber. Sie fördern die Produktion von Galle, die wiederum hilft, Fette und Giftstoffe zu verarbeiten und auszuscheiden. Zu den besten Quellen für Bitterstoffe zählen:

- **Löwenzahn:** Die Blätter des Löwenzahns eignen sich wunderbar für Salate oder als Tee. Sie regen die Gallenproduktion an und helfen, die Leber zu reinigen. Trinke zwei bis drei Tassen Löwenzahntee täglich oder füge eine Handvoll frischer Blätter deinem Smoothie hinzu.
- **Artischocke:** Neben Bitterstoffen enthält Artischocke Cynarin, das entzündungshemmend wirkt und die Fettverdauung verbessert.
- **Mariendistel:** Der Hauptwirkstoff Silymarin schützt die Leberzellen vor Giftstoffen, wirkt als Membranstabilisator und unterstützt die Regeneration der Leberzellen.
- **Knoblauch und Zwiebeln:** sind ebenfalls wichtige Helfer für die Leber. Ihre Schwefelverbindungen aktivieren die Entgiftungsenzyme und helfen so, Schadstoffe schneller aus dem Körper zu schleusen. Verwende täglich frischen Knoblauch oder Zwiebeln für deine Mahlzeiten – etwa in Salaten, Suppen oder Dips wie Hummus.
- **Kurkuma:** Das Gewürz aus der Familie der Ingwergewächse ist bekannt für seinen Wirkstoff Kurkumin, der zahlreiche gesundheitliche Vorteile bietet. Kurkumin wirkt stark entzündungshemmend und schützt die Leber vor oxidativem Stress, indem es freie Radikale neutralisiert und die natürlichen Entgiftungsprozesse des Körpers unterstützt. Diese Eigenschaften machen Kurkuma besonders wertvoll für Menschen mit entzündlichen Erkrankungen wie Hashimoto oder anderen Stoffwechselstörungen. Kurkuma lässt sich bequem in viele Speisen integrieren. Eine der angenehmsten Möglichkeiten ist die Goldene Milch. Dieses traditionelle Getränk aus der ayurvedischen Heilkunde kombiniert Kurkuma mit wärmender Milch (am besten pflanzlich), etwas Pfeffer, der die Aufnahme von Kurkumin verbessert, und weiteren Gewürzen wie Zimt oder Ingwer. Goldene Milch ist nicht nur wohltuend für die Verdauung und die Leber, sondern hat auch eine entspannende Wirkung, die Körper und Geist zur Ruhe bringt. Sie ist ideal als abendliches Ritual oder zur Unterstützung in stressigen Zeiten.

GOLDENE MILCH

Die Goldene Milch ist ein echtes Wohlfühlgetränk, das nicht nur herrlich schmeckt, sondern auch voller gesunder Inhaltsstoffe steckt. Sie wirkt wärmend, entzündungshemmend und ist ein perfekter Begleiter für entspannte Abende oder einen energiegeladenen Start in den Tag.

Zutaten für 1 großes Glas

300 ml Pflanzenmilch (zum Beispiel selbst gemachte Mandelmilch) • 1 Stück Kurkuma (circa 2 bis 3 cm) oder 1 TL Kurkumapulver • 1 Stück Ingwer (circa 2 cm; nach Belieben mehr) • ¼ TL frisch gemahlener schwarzer Pfeffer • ¼ TL Zimt • 1 Prise frisch gemahlene Muskatnuss • ½ TL Kokosöl • 1 bis 2 Datteln (entsteint) oder 1 TL Agavendicksaft zum Süßen

Zubereitung

1. Gieße die Pflanzenmilch in einen kleinen Topf und erhitze sie bei mittlerer Temperatur, ohne sie zum Kochen zu bringen.
2. Wenn du frischen Kurkuma und Ingwer verwendest, schäle beides und reibe es fein. Gib die Raspeln direkt in die warme Milch. Alternativ gib das Kurkumapulver und den geriebenen Ingwer (oder das Ingwerpulver) direkt in die Milch.
3. Rühre Pfeffer, Zimt und Muskatnuss in die Milch. Der schwarze Pfeffer sorgt dafür, dass das Kurkumin aus dem Kurkuma besser aufgenommen wird – eine kleine, aber wichtige Ergänzung!

4. Füge das Kokosöl hinzu. Es hilft ebenfalls, die wertvollen Inhaltsstoffe des Kurkumas besser zu verwerten und verleiht der Goldenen Milch eine cremige Konsistenz.
5. Wenn du Datteln verwendest, gib sie direkt in die Milch. Lasse das Ganze 2 bis 3 Minuten sanft köcheln, damit sich die Aromen verbinden. Anschließend püriere die Mischung mit einem Stabmixer oder gib sie in einen Hochleistungsmixer, um die Datteln fein zu zerkleinern. Alternativ kannst du die Milch mit Honig oder einem anderen Süßungsmittel deiner Wahl abschmecken.
6. **Abseihen (optional):** Wenn du frische Wurzeln verwendet hast, kannst du die Milch durch ein feines Sieb gießen, um die Reste zu entfernen.
7. **Servieren:** Gieße die Goldene Milch in ein Glas oder eine Tasse. Garniere sie nach Belieben mit einer kleinen Prise Zimt oder Muskatnuss.

Tipp: Trinke die Goldene Milch am besten warm und genieße sie in ruhiger Atmosphäre – perfekt für ein Abendritual oder eine kurze Pause im Alltag.

Regelmäßige Bewegung für eine bessere Durchblutung

Bewegung ist nicht nur gut für die allgemeine Gesundheit, sondern auch essenziell für die Leber. Sie verbessert die Durchblutung des Organs, wodurch Giftstoffe schneller verarbeitet und abtransportiert werden können. Hier ist es nicht erforderlich, dass du Hochleistungssport betreibst. Bereits tägliche Spaziergänge von 20 bis 30 Minuten an der frischen Luft fördern den Stoffwechsel und wirken Wunder. Wenn du möchtest und kannst, sind zudem leichte Yogaübungen zu empfehlen: Besonders Haltungen wie der Drehsitz *(Ardha Matsyendrasana)* oder auch die sitzende Vorbeuge *(Paschimottanasana)* stimulieren die Leber und fördern die Verdauung. Kombiniere Bewegung am besten mit Atemübungen, um Stress abzubauen. Das tut dir zusätzlich gut. Und so geht's.

Sitzende Vorbeuge:

1. Komme in den Langsitz, die Beine sollten möglichst gerade ausgestreckt sein.
2. Lehne dich mit dem Oberkörper nach vorn und versuche, die Fußsohlen zu umgreifen. Atme tief ein und aus und lass dich mit jeder Ausatmung tiefer in die Beuge sinken.

Drehsitz:

1. Setze dich aufrecht hin und strecke das rechte Bein locker nach vorn aus. Winkle das linke Knie an und stelle den linken Fuß an der Außenseite des ausgestreckten Beins ab. Bringe den rechten Ellenbogen außen ans linke Knie.
2. Atme tief ein und drehe mit der Ausatmung den Oberkörper nach links auf. Stelle die linke Hand hinter dem Rücken auf dem Boden auf.

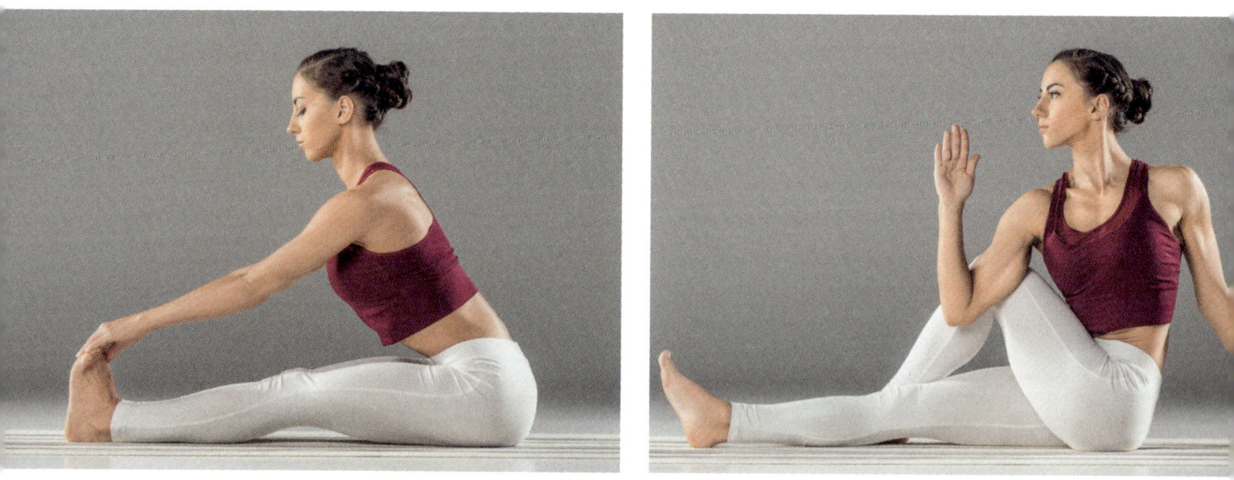

Sanfte Yogahaltungen können bei der Leberentgiftung unterstützen.

Basenbäder: Entgiftung durch die Haut

Die Haut ist unser größtes Entgiftungsorgan. Basenbäder helfen, belastende Giftstoffe aus dem Körper zu ziehen, und fördern gleichzeitig die Entspannung.

Anwendung: Gib drei bis vier Esslöffel Basenpulver in warmes Badewasser und bade 20 bis 30 Minuten. Idealerweise massierst du dabei deinen Körper leicht, um die Durchblutung zu fördern. Ein Fußbad mit Basensalz ist eine gute Alternative, wenn du wenig Zeit oder keine Badewanne hast.

Wohltuende Unterstützung durch Leberwickel

Eine weitere besonders effektive Methode zur Leberunterstützung sind Leberwickel. Sie bieten eine einfache Möglichkeit, die Leber zu entlasten und die Durchblutung sowie die Entgiftung zu fördern. Sie wirken entspannend und können sowohl mit Rizinusöl als auch ohne Öl durchgeführt werden. Auf den nachfolgenden Seiten erfährst du, wie du Leberwickel richtig anwendest und worauf du achten solltest.

Für eine nachhaltige Wirkung empfiehlt es sich, den Leberwickel zwei- bis dreimal pro Woche anzuwenden. Während intensiver Entgiftungsphasen kann er auch täglich genutzt werden. Die beste Zeit für die Anwendung ist abends, da die Leber nachts am aktivsten entgiftet. Warte jedoch nach dem Essen etwa ein bis zwei Stunden, bevor du den Wickel anlegst. Der Leberwickel sollte nicht angewendet werden, wenn akute Entzündungen im Bauchraum oder ungeklärte Bauchschmerzen vorliegen. Während der Schwangerschaft ist die Anwendung nur nach Rücksprache mit einer Ärztin oder einem Arzt ratsam. Bei Kreislaufproblemen ist besondere Vorsicht geboten – die Wärme sollte stets angenehm und niemals zu heiß sein. Ob mit oder ohne Rizinusöl, schon wenige Anwendungen können helfen, die Entgiftungsleistung der Leber zu unterstützen, Verspannungen im Bauchbereich zu lösen und das allgemeine Wohlbefinden zu steigern.

LEBERWICKEL

Variante 1: Leberwickel mit Rizinusöl

Rizinusöl hat stark entgiftende und durchblutungsfördernde Eigenschaften, welche die Wirkung verstärken.

Ausstattung

Rizinusöl (hochwertig, kalt gepresst) • ein weiches Baumwolltuch oder eine Mullbinde • eine Wärmflasche oder ein Heizkissen • ein großes Handtuch oder Frischhaltefolie

Anwendung

1. Reibe den rechten Oberbauch großzügig mit Rizinusöl ein.
2. Lege das Baumwolltuch über die geölte Stelle.
3. Wickele das Handtuch oder die Frischhaltefolie darum, um die Wärme zu halten.
4. Lege eine Wärmflasche oder ein Heizkissen darauf und entspanne dich in einer liegenden Position.
5. Lasse den Wickel etwa 30 bis 60 Minuten einwirken.

Tipp: Nach der Anwendung kann die Haut ölig sein – massiere dann das Öl entweder in die Haut oder nimm es mit einem weichen, trockenen Tuch ab.

Variante 2: Leberwickel ohne Öl

Diese Methode ist besonders bei empfindlicher Haut geeignet.

Ausstattung

ein weiches Baumwolltuch oder eine Mullbinde • heißes Wasser • ein großes Handtuch • eine Wärmflasche oder ein Heizkissen

Anwendung

1. Tauche das Baumwolltuch in heißes, nicht kochendes Wasser, wringe es gut aus und lege es auf den rechten Oberbauch.
2. Decke das feuchte Tuch mit einem trockenen Handtuch ab.
3. Lege eine Wärmflasche, ein Körner- oder ein Heizkissen darüber, um die Wärme zu halten.
4. Entspanne dich in einer liegenden Position für 20 bis 30 Minuten.

Tipp: Um die Wirkung noch zu verstärken, kannst du:

- beruhigende Musik oder Naturklänge hören, um Körper und Geist in einen entspannten Zustand zu bringen.
- tief in den Bauch atmen, um das parasympathische Nervensystem zu aktivieren und die Durchblutung zu fördern.
- eine geführte Meditation oder Body-Scan-Übung nutzen, um innere Ruhe zu fördern.
- ein paar Tropfen Lavendelöl auf ein Tuch geben oder in der Nähe verdampfen lassen, das beruhigt und fördert die Regeneration.

SÄULE 5: NEBENNIEREN

Die Nebennieren, obwohl klein und unscheinbar, spielen eine außerordentliche Rolle für die allgemeine Gesundheit. Diese dreieckigen Drüsen, die direkt auf den Nieren sitzen, sind essenziell für die Regulierung von Stress, Blutzucker und hormonellem Gleichgewicht. Ihre Aufgabe beschränkt sich nicht nur darauf, kurzfristige Stresssituationen zu bewältigen, sondern sie sind auch ein unverzichtbares Puzzlestück im komplexen endokrinen System. Eine Überlastung dieser Drüsen – häufig durch anhaltenden Stress, ungesunde Lebensgewohnheiten oder physiologische Belastungen – kann jedoch zu einem Zustand führen, der oft als Nebennierenschwäche bezeichnet wird.

In einer solchen Situation treten Symptome wie ständige Müdigkeit, die auch durch ausreichend Schlaf nicht verschwindet, Stimmungsschwankungen und eine erhöhte Infektionsanfälligkeit auf. Dies ist nicht nur für die allgemeine Gesundheit belastend, sondern kann auch eine bestehende Schilddrüsenerkrankung wie Hashimoto-Thyreoiditis verschlechtern, da Nebennieren und Schilddrüse eng miteinander interagieren.

Was deine Nebennieren belastet

Die Nebennieren sind Meister der Anpassung an akuten Stress – dafür sind Hormone wie Cortisol und Adrenalin verantwortlich. Sie mobilisieren Energie, steigern die Aufmerksamkeit und bereiten den Körper auf eine »Kampf-oder-Flucht«-Reaktion vor. Doch wenn dieser Mechanismus über längere Zeit aktiviert wird, sei es durch psychische, physische oder metabolische Stressoren, kommen die Nebennieren an ihre Belastungsgrenze. Typische Stressoren sind:

- **Psychischer Stress:** Lang anhaltende berufliche Überforderung, ungelöste Konflikte oder finanzielle Unsicherheiten setzen die Nebennieren unter Dauerstress.
- **Physischer Stress:** Schlafmangel, chronische Entzündungen, radikale Diäten oder übermäßiges Training beanspruchen die physiologischen Ressourcen.
- **Stoffwechselstress:** Schwankender Blutzucker, ausgelöst durch zuckerreiche Ernährung oder unregelmäßige Mahlzeiten, zwingt die Nebennieren, kontinuierlich Cortisol zur Stabilisierung des Blutzuckers auszuschütten.

Auswirkungen überlasteter Nebennieren

Unsere Nebennieren sind kleine, aber mächtige Drüsen, die entscheidend für die Stressbewältigung und Hormonproduktion sind. Wenn sie durch anhaltenden Stress überfordert werden, kann das weitreichende Folgen für Körper und Geist haben.

Erschöpfte Nebennieren machen sich auf vielfältige Weise bemerkbar. Zum einen entwickeln Betroffene eine chronische Müdigkeit. Hier helfen selbst ausreichender Schlaf und Pausen nicht mehr, um die tiefe Erschöpfung zu vertreiben. Die Energie scheint wie ausgelöscht. Es kommt zum anderen zu einer verminderten Stressresistenz. Situationen, die früher problemlos gemeistert wurden, fühlen sich plötzlich überwältigend an. Kleine Herausforderungen werden zur großen Belastung. Auch das hormonelle Gleichgewicht leidet: Die Produktion von Stresshormonen wie Cortisol beeinflusst auch die anderen Hormonsysteme. So kann die Schilddrüse in Mitleidenschaft gezogen werden. Zu viel Cortisol hemmt die Umwandlung von Schilddrüsenhormonen (T4 zu T3) und verstärkt Symptome einer Schilddrüsenunterfunktion wie Müdigkeit, Gewichtszunahme und Konzentrationsprobleme.

Wie du deine Nebennieren unterstützen kannst

Eine ausgewogene, entzündungshemmende und proteinreiche Ernährung stabilisiert die Blutzuckerspiegel und liefert essenzielle Bausteine für die Hormonproduktion.

Fokussiere dich auf hochwertige Proteine (zum Beispiel aus Fisch, Hülsenfrüchten, Eiern oder aber auch aus hochwertigem, molkefreiem Proteinpulver), gesunde Fette (wie Avocado, Nüsse, Olivenöl) und komplexe Kohlenhydrate (zum Beispiel Quinoa oder Süßkartoffeln). Vermeide Zucker und hochverarbeitete Lebensmittel, welche die Nebennieren zusätzlich belasten, und konsumiere stattdessen lieber natürliche Süßungsmittel wie Dattelmus, Honig oder Ahornsirup, oder teste gern auch einmal das praktisch stoffwechselneutrale Stevia.

Tipp für einen energiereichen Start in den Tag

Starte deinen Tag mit einem nährstoffreichen Frühstück wie einem Protein-Smoothie oder Haferflocken mit Nüssen und Beeren, um Schwankungen des Blutzuckerspiegels zu vermeiden. Hier ist ein Rezeptvorschlag für einen leckeren, einfachen und schnellen Smoothie.

PROTEINSMOOTHIE

Dieser Fitmacher kombiniert hochwertige pflanzliche Proteine, frisches Gemüse, Früchte und gesunde Fette – ideal für Energie und Regeneration.

Zutaten (für 1 Portion)

50 g Proteinpulver, neutral oder mit Vanillegeschmack (zum Beispiel Erbsen- oder Reisprotein) • 250 ml Mandelmilch (ungesüßt, alternativ Kokosmilch) • 1 kleine Banane (liefert natürliche Süße und Kalium) • 1 mittelgroßer Apfel ohne Gehäuse • 1 halbe Stange klein geschnittener Sellerie (für einen frischen Geschmack und wertvolle Nährstoffe) • 10 Mandeln (für gesunde Fette und eine cremige Konsistenz) • 50 g Tiefkühl-Erdbeeren • 2 cm Ingwer, geschält und geschnitten

Optional: ein paar Blätter frische Minze (perfekt für Frische und Antioxidantien) • 1 TL Zimt (antioxidativ und reguliert den Blutzuckerspiegel) • Mandelsplitter zum Garnieren

Zubereitung

1. Alle Zutaten in einen leistungsstarken Mixer geben.
2. Für etwa 1 bis 2 Minuten mixen, bis der Smoothie eine cremige Konsistenz hat.
3. Nach Belieben mit ein paar Mandelsplittern und einem Minzblatt garnieren. Direkt genießen.

Nährwerte (pro Portion):

Nährstoff	Menge
Kalorien	ca. 385 kcal
Protein	ca. 30 g
Fett	ca. 9 g
Kohlenhydrate	ca. 40 g
Ballaststoffe	ca. 7–8 g

Zusätzliche Mikronährstoffe:
Vitamin C, Magnesium, Proteine, Antioxidantien

Tipp: Der Smoothie ist perfekt als Frühstück, Post-Workout-Shake oder Snack zwischendurch – gesund, lecker und erfrischend!

Schlaf – Regeneration auf höchstem Niveau

Der Schlüssel zu gesunden Nebennieren ist ein tiefer und erholsamer Schlaf, der deinen Körper regeneriert und dir deine Energie zurückgibt. Essenziell ist hier zum einen ein regelmäßiger Schlafrhythmus, um die innere Uhr des Körpers zu unterstützen und einen tiefen, erholsamen Schlaf zu fördern. Regelmäßigkeit hilft deinem Körper, sich besser auszuruhen und den Alltag energievoller zu meistern. Gehe daher jeden Tag zur gleichen Zeit ins Bett, auch am Wochenende. Achte darauf, dass dein Schlafzimmer dunkel, leise und kühl (circa 16 bis 18 Grad) ist. Verdunkelungsvorhänge und Ohrenstöpsel können dir helfen, eine optimale Schlafumgebung zu schaffen. Neben einem festen Schlafrhythmus ist zum anderen die Schlafhygiene entscheidend. Vermeide es, direkt vor dem Schlafengehen noch Smartphones oder Laptops zu nutzen, da das blaue Licht der Bildschirme die Produktion von Melatonin hemmt – dem Hormon, das für den Schlaf zuständig ist. Stattdessen schalte ein bis zwei Stunden vor dem Zubettgehen auf »Digital Detox« um, oder trage eine Blaulichtfilterbrille. Schaffe dir beruhigende Abendrituale, wie ein warmes Bad mit Lavendelöl, das Lesen eines inspirierenden (aber nicht aufwühlenden) Buches oder eine entspannende Atemübung, um dich auf die Nachtruhe einzustimmen.

Natürliche Schlafhilfen können dich zusätzlich dabei unterstützen, besser zur Ruhe zu kommen. Die Einnahme von Magnesium etwa 30 Minuten vor dem Schlafengehen entspannt die Muskeln und beruhigt das Nervensystem. Kräutertees mit Passionsblume, Melisse oder Baldrian haben eine beruhigende Wirkung und sind eine sanfte Unterstützung. Melatonintropfen können hilfreich sein, um den Schlafrhythmus sanft zu regulieren. Ein entspannendes Hörbuch ist ebenfalls eine kraftvolle Methode, um den Geist zur Ruhe zu bringen und den Körper zu entspannen. Auch die Yager Mind Matrix® (Seite 134) kann eine wertvolle Unterstützung bieten, um den Schlaf zu verbessern. Diese Methode löst sanft und schnell emotionale oder mentale Blockaden auf und befreit dich nachhaltig davon. Gerade Stress, Sorgen oder un-

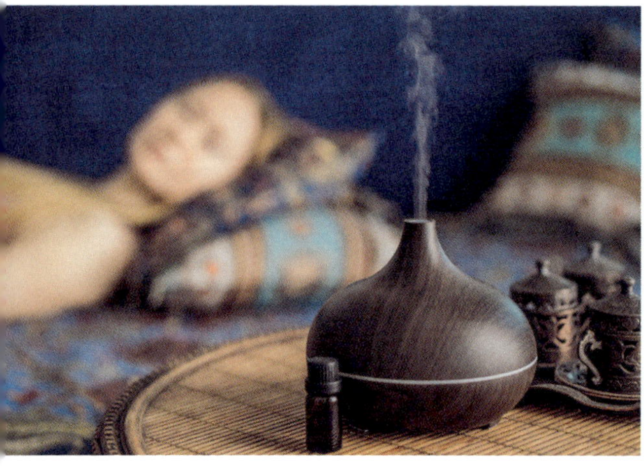

Aromaöle duften nicht nur herrlich, sondern sorgen auch für Entspannung und innere Ruhe.

bewusste Ängste sind häufige Ursachen für Schlafprobleme. Durch die Yager Mind Matrix® kannst du tief verwurzelte Ursachen loswerden, was dir hilft, zur Ruhe zu kommen und deinen Geist zu entspannen.

Daneben können hochwertige Aromaöle eine beruhigende Atmosphäre schaffen. Öle wie Ylang-Ylang, Bergamotte oder Zedernholz können entweder auf das Kopfkissen geträufelt oder in einem Vernebler im Schlafzimmer verwendet werden, um die Entspannung zusätzlich zu fördern. Mit diesen Maßnahmen kannst du deine Schlafqualität verbessern und die Basis für mehr Energie und Wohlbefinden im Alltag schaffen.

Bedeutung eines stabilen Blutzuckers für die Nebennieren

Vielen Menschen ist nicht bewusst, dass die Gesundheit ihrer Nebennieren eng mit dem Blutzucker verbunden ist. Deshalb soll im Folgenden erläutert werden, wie Blutzuckerschwankungen deine Nebennieren belasten können.

Schwankungen des Blutzuckers, insbesondere das starke Absinken (Hypoglykämie), setzen deine Nebennieren unter erheblichen Stress. Solche Schwankungen können aus verschiedenen Gründen auftreten:

- Eine zuckerreiche Mahlzeit oder ein Dessert ohne Proteine führt zu einem raschen Anstieg des Blutzuckers. Darauf reagiert die Bauchspeicheldrüse mit einer hohen Insulinausschüttung, um den Blutzucker wieder zu senken. Häufig sinkt er dabei jedoch unter das optimale Niveau – das Resultat ist ein Blutzuckerabfall.
- Längeres Fasten oder das Auslassen von Mahlzeiten zwingen den Körper dazu, Reserven zu mobilisieren. Die Leber kann Glukose aus Glykogenspeichern bereitstellen, aber dieser Vorrat ist begrenzt.
- Ungünstige Essgewohnheiten, wie der Verzehr von isolierten Kohlenhydraten (zum Beispiel Weißbrot oder Süßigkeiten), führen zu Spitzen und zum Abstürzen des Blutzuckers.

In all diesen Fällen kommt es zu einer regelrechten Achterbahnfahrt des Blutzuckers, und der Körper wird in den Notfallmodus versetzt. Um den Blutzucker wieder anzuheben, setzen die Nebennieren Cortisol frei. Cortisol sorgt dafür, dass die Leber gespeicherte

Glukose in den Blutkreislauf abgibt. Dieser Mechanismus ist kurzfristig überlebenswichtig, wird jedoch bei chronischer Belastung zum Problem. Die Nebennieren arbeiten ständig auf Hochtouren, was ihre Kapazität schließlich erschöpfen kann. Typische Folgen sind Müdigkeit, Abgeschlagenheit und Gewichtszunahme – insbesondere im Bauchbereich – und eine Verschlechterung der Stressresilienz.

Ein stabiler Blutzucker bedeutet, dass deine Zellen kontinuierlich mit Energie versorgt werden, ohne dass der Körper in den Notfallmodus gehen muss. Er entlastet die Nebennieren und sorgt dafür, dass diese ihre Energie auf andere wichtige Aufgaben konzentrieren können, zum Beispiel die Produktion von Hormonen wie DHEA (Dehydroepiandrosteron).

Den Blutzucker stabilisieren: praktische Tipps

Regelmäßige Mahlzeiten sind essenziell, um Blutzuckerschwankungen zu vermeiden und den Körper kontinuierlich mit Nährstoffen zu versorgen. Indem du alle drei bis vier Stunden isst, kannst du Energie bereitstellen, ohne den Blutzucker unnötig zu belasten. Plane kleine Zwischenmahlzeiten, wie eine Handvoll Mandeln und einen Apfel, um Heißhunger vorzubeugen. Besonders wichtig ist ein ausgewogenes Frühstück, da der Cortisolspiegel morgens von Natur aus hoch ist und nicht weiter belastet werden sollte. Eine ideale Kombination besteht aus Eiweiß, gesunden Fetten und Kohlenhydraten, etwa Rührei mit Gemüse und einer Scheibe glutenfreiem Vollkornbrot. Wenn du kein Frühstücksmensch bist, bietet sich ein Frühstückssmoothie an (ein Rezept findest du auf Seite 186) – Flüssignahrung wird ohnehin vom Körper geschmeidiger und energieschonender aufgenommen, was gerade bei Schilddrüsenunterfunktion hilfreich ist.

Eine insgesamt proteinreiche Ernährung ist ein weiterer Schlüssel, um Blutzucker und Energie stabil zu halten. Proteine werden langsamer verdaut als Kohlenhydrate und sorgen dadurch für anhaltende Sättigung. Integriere hochwertige Eiweißquellen wie Eier, Huhn, Fisch oder Hülsenfrüchte in möglichst jede Mahlzeit. Viele Menschen fühlen sich morgens energiegeladener, wenn sie den Tag mit einer eiweißreichen Mahlzeit statt mit einem kohlenhydratreichen Frühstück beginnen.

Um die Nebennieren zu entlasten, solltest du Zucker und »schnelle« Kohlenhydrate vermeiden. Diese verursachen Blutzuckerspitzen und -abstürze, die den Körper stark beanspruchen und ihn zwingen, ständig Cortisol auszuschütten. Verzichte nicht nur auf offensichtliche Zuckerquellen wie Süßigkeiten, sondern auch auf versteckten Zucker in Säften, Müslis, Fruchtjoghurts, Soßen und verarbeiteten Lebensmitteln.

Gesunde Fette sind eine weitere wichtige Komponente deiner Ernährung. Sie beeinflussen den Blutzucker nur minimal, liefern lang anhaltende Energie und unterstützen die Zellmembranen sowie die Hormonproduktion. Beispiele für gesunde Fettquellen sind Avocado auf glutenfreiem Brot, eine Handvoll Mandeln oder ein Esslöffel Leinöl im Salatdressing. Gleichzeitig solltest du raffinierte und Transfette, etwa in Margarine oder Fertigprodukten, meiden, da sie Entzündungen fördern und die Nebennieren zusätzlich belasten können.

Das Spurenelement Chrom kann zusätzlich helfen, den Blutzuckerspiegel zu stabilisieren. Es verbessert die Insulinwirkung und kann Heißhungerattacken auf Süßes deutlich reduzieren. Besonders hilfreich ist es in Phasen hormoneller Umstellung oder bei stressbedingtem Energieabfall. Es ist als Nahrungsergänzung erhältlich, aber auch in Lebensmitteln wie Brokkoli, glutenfreien Haferflocken und Nüssen enthalten.

Was deinen Nebennieren guttut

Licht am Morgen: Deine Nebennieren reagieren auf Lichtinformationen über die Augen. Natürliches Tageslicht oder Tageslichtlampen mit mindestens 10.000 Lux für 20 Minuten am Morgen helfen, den zirkadianen Rhythmus zu stabilisieren und die Cortisolkurve zu harmonisieren.

Smarter Elektrolytausgleich: Stabilisiere deine Blutsalze mit einem natürlich isotonischen Drink. Gebe dafür eine Prise hochwertiges Salz (zum Beispiel Himalaya- oder Steinsalz) oder einen Schuss Zitronensaft in ein Glas Wasser – zur Stabilisierung der Zellspannung und spürbaren Entlastung der Nebennieren.

Versteckten Kupfermangel ausschließen: Kupfer ist ein wichtiger Co-Faktor für die Bildung von Dopamin und Noradrenalin und kann bei einem Mangel die Funktion der Nebennieren empfindlich stören.

Emotionen und Beziehungen

Chronischer Stress hat viele Gesichter – von beruflichen Belastungen bis hin zu Zeitdruck im Alltag. Doch oft wird eine entscheidende Quelle übersehen: deine Emotionen und die Menschen, mit denen du deine Zeit verbringst. Beziehungen, sei es in Partnerschaft, Familie, Freundschaft oder im beruflichen Kontext, können erhebliche Auswirkungen auf dein Wohlbefinden haben. Ebenso kann eine kritische oder negative innere Haltung deinen Stresspegel erhöhen und die Regenerationsfähigkeit deiner Nebennieren beeinträchtigen. Hier erfährst du, wie du ein unterstützendes Umfeld schaffst und deine emotionale Resilienz stärkst, um deine Nebennieren langfristig zu entlasten.

Die Nebennieren sind empfindlich gegenüber jeder Form von Stress. Konflikte, toxische Beziehungen oder eine permanente negative Selbstkritik können den Körper in einen dauerhaften Alarmzustand versetzen. Dieser aktiviert die Hypothalamus-Hypophysen-Nebennierenrinden-Achse (HPA-Achse) und führt zu einer anhaltenden Ausschüttung von Cortisol. Die Folgen sind auch hier Erschöpfung, ein hormonelles Ungleichgewicht und die Schwächung des Immunsystems, denn ein dauerhaft erhöhter Cortisolspiegel beeinträchtigt die Abwehrkräfte, was zu häufigen Infekten führen kann.

Ein Beispiel: Stell dir vor, du lebst in einer Beziehung, die von ständigen Streitigkeiten geprägt ist. Jedes Mal, wenn ein Konflikt aufkommt, schüttet dein Körper Stresshormone aus – selbst dann, wenn die Auseinandersetzung längst vorbei ist. Ähnlich verhält es sich bei dauerhafter Selbstkritik: Wenn du dich ständig unter Druck setzt, perfekt zu sein, bleibt dein Stresssystem dauerhaft aktiviert.

Deshalb ist es umso wichtiger, ein gesundes Umfeld zu schaffen. Im Folgenden findest du einige praktische Strategien dafür. Ein erster wichtiger Schritt ist es, deine Beziehungen zu reflektieren. Denn diese spiegeln oft wider, wie du dich emotional fühlst. Unterstützende Kontakte können dazu beitragen, Stress abzubauen und Freude zu fördern, während schwierige oder konfliktreiche Beziehungen dein Stresslevel erhöhen. Um mehr Klarheit darüber zu gewinnen, welche Beziehungen dir guttun, kann es hilfreich sein, dir bewusst zu machen, welche Menschen dir Energie geben und welche dich eher belasten. Notiere dazu in einem Journal, wie du dich nach Begegnungen mit bestimmten Personen fühlst – angeregt und positiv oder ausgelaugt und gestresst. Nutze diese Erkenntnisse, um deinen Alltag gezielt zu gestalten. Verbringe mehr Zeit mit Menschen, die dich unterstützen, inspirieren und aufbauen. Reduziere hingegen den Kontakt zu Personen, die dir Energie rauben oder häufig negativ auf dich einwirken.

Ein Beispiel: Statt ein anstrengendes Treffen mit Bekannten einzuplanen, die oft kritisch oder belastend sind, organisiere ein entspanntes Abendessen mit einer befreundeten Person, die dir gut zuhört und mit der du dich wohlfühlst. Durch solche bewussten Entscheidungen kannst du aktiv zu deinem emotionalen Wohlbefinden beitragen.

Setze klare Grenzen

Grenzen zu setzen, ist keine Schwäche, sondern ein Zeichen von Selbstfürsorge und Respekt für die eigenen Bedürfnisse. Wenn du ständig »Ja« sagst, obwohl du dich überfordert fühlst, steigt der innere Druck. Gleichzeitig lernt dein Umfeld, dich als selbstverständlich zu betrachten, ohne deine Grenzen zu respektieren. Doch Grenzen helfen nicht nur dir selbst, sondern fördern auch gesündere Beziehungen, in denen gegenseitige Rücksichtnahme selbstverständlich ist.

Um das umzusetzen, ist es wichtig, »Nein« zu sagen – höflich, aber bestimmt. Ein einfacher Satz wie »Danke für die Einladung, aber ich brauche heute Zeit für mich« kann Wunder wirken. Es geht nicht darum, andere vor den Kopf zu stoßen, sondern ehrlich mit deinen Ressourcen umzugehen.

Plane außerdem regelmäßig Zeiten nur für dich ein. Solche Auszeiten sind kein Luxus, sondern essenziell für dein Wohlbefinden. Ein konkretes Beispiel: Nimm dir einen Abend pro Woche, an dem du nicht erreichbar bist und dich nur mit Dingen beschäftigst, die dir guttun. Das könnte ein entspannendes Bad sein, das Lesen eines guten Buches oder das Ausüben eines Hobbys, das dir Freude bereitet.

Indem du deine Grenzen klar definierst und dir bewusst Zeit für dich nimmst, schaffst du Raum für Erholung und baust Stress ab. Gleichzeitig signalisierst du deinem Umfeld, dass auch deine Bedürfnisse wichtig sind. Das stärkt nicht nur deine innere Balance, sondern wirkt sich langfristig positiv auf alle Bereiche deines Lebens aus.

Schaffe dir Rückzugsorte

Ein Rückzugsort gibt dir die Möglichkeit, dich vom Alltagsstress zu erholen und neue Energie zu tanken. Gestalte dir deshalb einen Bereich in deinem Zuhause, der nur dir gehört. Es kann ein bequemer Sessel mit einer warmen Decke, ein Platz für deine Yoga-Matte oder eine Leseecke mit sanfter Beleuchtung sein. Nutze zudem die Natur als Heilerin: Studien zeigen, dass die Zeit in der Natur den Cortisolspiegel senkt und das

Wohlbefinden steigert.[18,19] Plane deshalb wöchentliche Spaziergänge im Wald oder in einem Park. Der Kontakt mit Bäumen, frischer Luft und Vogelgezwitscher wirkt beruhigend und gibt dir das Gefühl, geerdet zu sein.

Richte dir ein stressfreies Zuhause ein, indem du Ordnung schaffst. Chaos in der Umgebung fördert Chaos im Geist. Entrümple regelmäßig und halte deine Wohnräume sauber und aufgeräumt. Bringe darüber hinaus entspannende Elemente in deine Wohnumgebung. Verschönere dazu dein Zuhause mit beruhigenden Farben, Zimmerpflanzen oder ätherischen Ölen wie Lavendel oder Zeder, um Stress abzubauen.

Stärke, die von innen kommt

Emotionale Resilienz bedeutet, Herausforderungen mit innerer Stärke zu begegnen. Eine effektive Stressbewältigung ist entscheidend, um die Nebennieren zu entlasten und die eigene Resilienz zu stärken. Wenn Stress besser verarbeitet wird, sinkt die Belastung für den Körper, und deine mentale Gesundheit kann sich nachhaltig verbessern. Dabei helfen einfache, aber wirkungsvolle Methoden, die sich leicht in den Alltag integrieren lassen

- **Achtsamkeit und Atmung:** Achtsamkeitspraktiken wie Meditation oder Atemübungen helfen, das Stressniveau zu senken. Sie beruhigen das sympathische Nervensystem und fördern das Erholungssystem. Beginne mit fünf Minuten Meditation pro Tag. Setze dich bequem hin, schließe die Augen und konzentriere dich zunächst einfach nur auf deinen Atem.
    - Die 4–7–8-Methode: Atme vier Sekunden ein, halte den Atem für sieben Sekunden und atme acht Sekunden aus. Diese Atemübung beruhigt Geist und Körper gleichermaßen. Für den Einstieg gibt es viele Apps und Plattformen, die dir den Zugang erleichtern.
    - Box Breathing: Vier Sekunden einatmen, vier Sekunden halten, vier ausatmen, viert halten. Stell dir dabei ein Quadrat vor und atme im Rhythmus der gleichlangen Seiten. Diese simple Technik ist extrem effektiv, um das vegetative System zu beruhigen und Fokus aufzubauen.
- **EFT (Emotional Freedom Technique):** EFT ist eine einfache, aber wirkungsvolle Methode zur Stressreduktion, bei der bestimmte Akupunkturpunkte am Körper sanft beklopft werden, während du dich gedanklich auf ein belastendes Thema konzentriert. Dieses Klopfen hilft, innere Blockaden lösen und das emotionale Nervensystem zu beruhigen. EFT kombiniert Elemente aus der Traditionellen

Chinesischen Medizin mit moderner Psychologie und eignet sich besonders gut zur Selbstanwendung bei Ängsten, emotionalem Stress oder körperlichen Beschwerden. Studien zeigen, dass EFT das Stresshormon Cortisol signifikant senken kann.[20] Sie ist leicht erlernbar, jederzeit einsetzbar.

- **Pausen von sozialen Medien:** Der ständige Konsum von Newsfeeds kann durch negative Nachrichten oder den Vergleich mit anderen stressfördernd wirken. Plane bewusst medienfreie Zeiten ein, um deinen Geist zu entlasten und den Fokus auf dich selbst zu lenken.
- **Bewegung in den Alltag integrieren:** Leichte körperliche Aktivitäten wie Spaziergänge, Radfahren oder Schwimmen fördern die Durchblutung und reduzieren Stresshormone. Beim Spaziergang lassen sich die Atemübungen optimal durchführen.
- **Soziale Unterstützung nutzen:** Verbringe Zeit mit Menschen, die dir guttun. Gemeinsame Aktivitäten oder einfach ein gutes Gespräch können wahre Wunder bewirken
- **Dankbarkeit:** Dankbarkeit hat eine nachgewiesene stressreduzierende Wirkung. Indem du den Fokus bewusst auf die positiven Aspekte deines Lebens lenkst, stärkst du deine mentale Gesundheit und baust negativen Stress ab. Eine einfache Methode dafür ist Journaling: Notiere jeden Abend drei Dinge, für die du dankbar bist – auch kleine Momente zählen. Ein schönes Notizbuch kann diesen Prozess zusätzlich bereichern und zu einem entspannenden Ritual machen.

Adaptogene – Pflanzenkraft für die Nebennieren

Adaptogene sind eine außergewöhnliche Gruppe von Heilpflanzen und Pilzen, die dem Körper helfen, besser auf Stress zu reagieren. Sie sind in der Lage, das Gleichgewicht in deinem Hormonsystem wiederherzustellen, die Regeneration zu fördern und die Resilienz gegenüber körperlichen und emotionalen Belastungen zu steigern. Im Gegensatz zu synthetischen Medikamenten wirken Adaptogene sanft, regulierend und individuell – sie passen sich den spezifischen Bedürfnissen deines Körpers an.

In Zeiten, in denen die Nebennieren durch chronischen Stress überlastet sind, können Adaptogene eine entscheidende Rolle spielen, um Erschöpfung, hormonelle Imbalancen und schwache Stressresistenz zu überwinden. Im Folgenden erfährst du, welche Adaptogene besonders wirkungsvoll sind, wie sie angewendet werden und was es zu beachten gilt.

So wirken Adaptogene

Adaptogene sind natürliche Pflanzenstoffe, die dem Körper helfen, besser mit Stress umzugehen und seine Widerstandsfähigkeit gegenüber physischen, emotionalen und chemischen Belastungen zu erhöhen. Ihr Wirkungsspektrum ist vielfältig und durch zahlreiche wissenschaftliche Untersuchungen belegt. Ein zentraler Effekt von Adaptogenen ist ihre Fähigkeit, die physiologischen Auswirkungen von Stress zu reduzieren. Chronischer Stress führt häufig zu erhöhten Cortisolspiegeln, die eine Kaskade negativer Effekte auf das Immunsystem, den Stoffwechsel und die mentale Gesundheit auslösen können. Adaptogene wie Rhodiola Rosea wirken regulierend auf die Cortisolausschüttung und unterstützen die Nebennieren, indem sie die Stressantwort des Körpers modulieren. Auf zellulärer Ebene fördern Adaptogene die Funktion der Mitochondrien, der »Kraftwerke« unserer Zellen. Eine verbesserte mitochondriale Funktion bedeutet, dass die Zellen effizienter Energie produzieren können, was sich in gesteigerter körperlicher und mentaler Ausdauer zeigt. Besonders in stressreichen Phasen, in denen Erschöpfung und Müdigkeit häufig auftreten, können Adaptogene spürbare Verbesserungen bewirken.

Ein weiterer wichtiger Aspekt ist ihre Rolle bei der hormonellen Balance. Adaptogene unterstützen die Regulation von Stresshormonen wie Cortisol und Adrenalin, aber auch von DHEA, einem Vorläuferhormon für viele andere wichtige Hormone im Körper. Diese regulierende Wirkung hilft, hormonelle Ungleichgewichte auszugleichen, die durch chronischen Stress oder Erschöpfung der Nebennieren verursacht werden können. Darüber hinaus enthalten viele Adaptogene starke Antioxidantien, die Zellen vor oxidativem Stress schützen. Freie Radikale, die bei chronischem Stress oder Entzündungen vermehrt entstehen, können Zellstrukturen schädigen und den Alterungsprozess beschleunigen. Adaptogene neutralisieren diese schädlichen Moleküle und tragen so zur Zellgesundheit bei.

Insgesamt bieten Adaptogene eine gute Möglichkeit, Stressfolgen auf verschiedenen Ebenen zu reduzieren. Sie stärken nicht nur die körperliche und mentale Resilienz, sondern fördern auch Energie, hormonelle Balance und Zellschutz. Auch hier gilt: Personen mit einer Herz-Kreislauf-Erkrankung, bei der Einnahme von Blutdruck regulierenden Medikamenten oder während der Schwangerschaft und Stillzeit sollten den Konsum von Adaptogenen absprechen.

Eleuthero

Eleuthero (Sibirischer Ginseng oder Eleutherococcus) ist ein kraftvolles Adaptogen, das seit Jahrhunderten in der traditionellen Medizin Osteuropas und Asiens verwendet wird. Es steigert die körperliche Ausdauer, stärkt die Widerstandskraft und unterstützt die Regeneration bei langfristigem Stress. Besonders die Nebennieren profitieren von der regulierenden Wirkung, ohne dass das Nervensystem überreizt wird. Anders als der echte Ginseng wirkt Eleuthero mild tonisierend, was ihn ideal für Menschen macht, die sich chronisch müde, antriebslos oder körperlich erschöpft fühlen. Gleichzeitig hilft er, die Konzentration zu verbessern und die allgemeine Belastbarkeit im Alltag zu erhöhen. Da Eleuthero nicht hormonell wirkt, ist er gut verträglich und auch für ältere Menschen oder hormonell sensible Personen geeignet. Eine Einnahme über mindestens vier bis sechs Wochen ist sinnvoll, um die volle Wirkung zu entfalten. Nicht geeignet ist Eleuthero bei unbehandeltem Bluthochdruck, akuten Infekten, Fieber oder stark entzündlichen Prozessen.

Rhodiola Rosea

Auch als Rosenwurz bekannt, ist ein Adaptogen, das besonders für seine Fähigkeit geschätzt wird, mentale Klarheit und Energie zu fördern. Es wirkt gezielt gegen Erschöpfung und hilft, geistige Überlastung zu reduzieren, was es ideal für stressige oder fordernde Lebensphasen macht. Eine der besonderen Eigenschaften von Rhodiola ist die Wirkung auf die HPA-Achse. Durch die Stabilisierung dieser Achse stärkt Rhodiola die Stressresistenz und hilft dem Körper, sich schneller von Belastungen zu erholen. Dieses vielseitige Adaptogen eignet sich hervorragend bei Konzentrationsschwierigkeiten, emotionaler Erschöpfung und körperlicher Schwäche nach intensiven Belastungen, sei es durch Arbeit, Sport oder andere Herausforderungen. Die Anwendung von Rhodiola ist unkompliziert: Es kann in Kapselform eingenommen oder als Tee zubereitet werden. Mit seiner ausgleichenden und revitalisierenden Wirkung ist Rhodiola eine hervorragende Unterstützung für Körper und Geist in stressreichen Zeiten.

Schisandra

Schisandra *(Schisandra chinensis)* ist eine traditionelle Heilpflanze aus der chinesischen Medizin mit vielseitigen gesundheitsfördernden Eigenschaften. Sie schützt die Nebennieren vor oxidativem Stress, unterstützt die Leberfunktion und spielt somit eine wichtige Rolle bei der Hormonregulation und Entgiftung. Diese Wirkungen machen Schisandra besonders wertvoll für Menschen, die ihre Energie und Vitalität steigern möchten. Die Pflanze ist ideal bei Müdigkeit, Leistungsabfall und erhöhter Belastung durch Umweltgifte wie Schwermetalle. Indem sie die Leberfunktion verbessert, hilft Schisandra dem Körper, Schadstoffe effizienter abzubauen und sich schneller zu regenerieren. Die Anwendung von Schisandra ist einfach und flexibel. Sie kann als Tinktur in Wasser gelöst oder als Bestandteil von Kräuterteemischungen konsumiert werden, die den Körper sanft unterstützen. Mit ihrer entgiftenden und belebenden Wirkung bietet Schisandra eine natürliche Möglichkeit, die Belastbarkeit des Körpers zu erhöhen und das allgemeine Wohlbefinden zu fördern.

Shatavari

Shatavari *(Asparagus racemosus)* ist ein pflanzliches Adaptogen, das sich besonders zur Regulation des weiblichen Hormonsystems bewährt hat. Es wirkt ausgleichend bei Östrogendominanz, PMS und hormonell bedingten Stimmungsschwankungen und stärkt gleichzeitig das Nervensystem in stressreichen Phasen. Shatavari nährt die Schleimhäute und eignet sich daher auch bei trockenen Schleimhäuten, wie sie häufig in den Wechseljahren auftreten. Seine sanfte, aber tiefgreifende Wirkung macht Shatavari zu einer wertvollen Unterstützung für Frauen mit Zyklusbeschwerden, Stresserschöpfung oder hormonellen Ungleichgewichten. Die Anwendung ist unkompliziert: Shatavari ist als Pulver, Kapsel oder Tinktur erhältlich und lässt sich gut in die tägliche Routine integrieren.

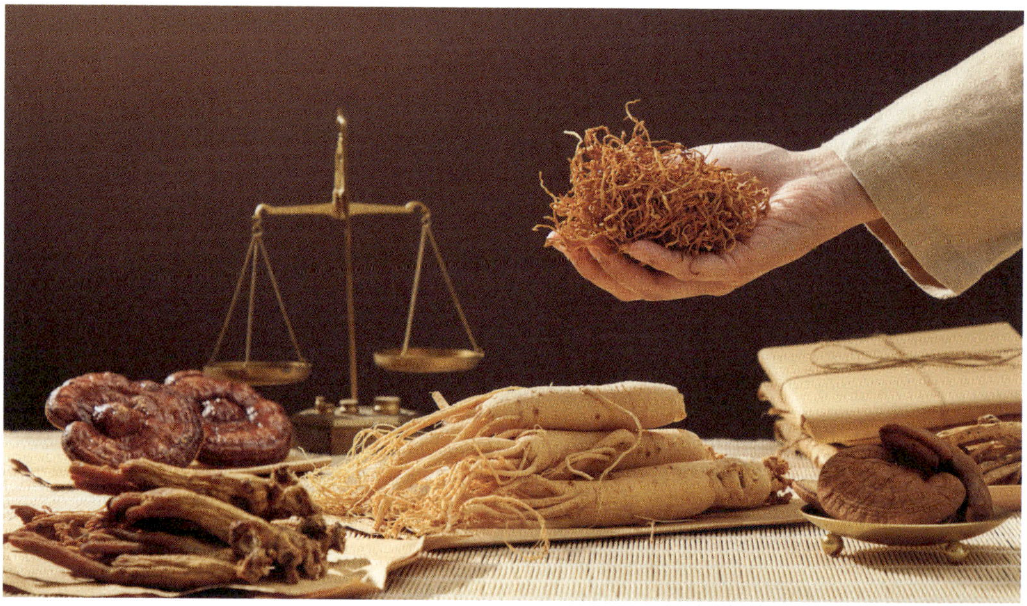

Mache dir die natürliche Heilkraft der Pflanzen zunutze, um deine Nebennieren zu stärken.

Heilpilze

Bestimmte Pilzsorten wie Reishi und Cordyceps sind seit Jahrhunderten fester Bestandteil der traditionellen Medizin und bieten eine breite Palette an gesundheitlichen Vorteilen. Sie wirken besonders unterstützend bei Stress, Erschöpfung und schwachem Immunsystem. Reishi *(Ganoderma lucidum)* oder »Pilz der Unsterblichkeit« ist für seine beruhigende Wirkung auf die Nebennieren bekannt. Er fördert erholsamen Schlaf, stärkt das Immunsystem und wirkt entzündungshemmend. Diese Eigenschaften machen ihn besonders hilfreich für Menschen, die unter chronischer Erschöpfung, Schlafproblemen oder stressbedingten Immunstörungen leiden. Cordyceps hingegen unterstützt die Energieproduktion auf zellulärer Ebene und fördert die Regeneration nach intensiver körperlicher oder mentaler Belastung. Er ist ein idealer Begleiter für Menschen, die ihre Belastbarkeit steigern und schneller neue Energie tanken möchten. Neben Reishi und Cordyceps gibt es noch zahlreiche weitere Vitalpilze, die als Adaptogene genutzt werden können. Shiitake und Maitake sind beispielsweise bekannt für ihre immunstärkenden Eigenschaften, während Chaga ein kraftvolles Antioxidans ist, das die Zellen vor oxidativem Stress schützt. Der Löwenmähnenpilz (*Hericium erinaceus*) unterstützt die kognitive Funktion und kann bei mentaler Erschöpfung hilfreich sein. Die Anwendung dieser Heilpilze ist flexibel und unkompliziert. Sie können in Pulverform als Zutat für Heißgetränke wie Tee oder Kaffee verwendet, aber auch als Extraktkapseln oder Flüssigextrakte eingenommen werden. Diese Formen ermöglichen eine präzise Dosierung und sind ideal für den Alltag. Mit ihren vielfältigen Eigenschaften bieten Reishi, Cordyceps und andere Vitalpilze eine natürliche Unterstützung für mehr Energie, ein starkes Immunsystem und eine bessere Stressbewältigung – perfekt für Menschen, die Körper und Geist in Balance bringen möchten.

Adaptogene richtig anwenden

Adaptogene sind ein wertvolles Werkzeug, um die Belastungen des Alltags besser zu bewältigen und deine Nebennieren zu unterstützen. Sie helfen nicht nur bei akuter Erschöpfung, sondern fördern langfristig dein Wohlbefinden und deine Resilienz. Mit der richtigen Auswahl, hochwertigen Produkten und einer achtsamen Anwendung kannst du diese natürlichen Helfer optimal für dich nutzen. Dabei gibt es jedoch ein paar Punkte zu beachten:

1. **Wähle hochwertige Produkte:** Achte darauf, dass die Adaptogene aus biologischem Anbau stammen und frei von Zusatzstoffen sind. Marken mit Transparenz und Zertifizierungen sind ideal.
2. **Beginne mit kleinen Dosierungen:** Jeder Körper reagiert unterschiedlich. Starte mit der niedrigsten empfohlenen Dosierung und steigere sie langsam.
3. **Beobachte deine Reaktionen:** Notiere in einem Tagebuch, wie sich deine Energie, dein Schlaf und deine Stressresistenz entwickeln.
4. **Sei geduldig:** Adaptogene benötigen Zeit, um ihre volle Wirkung zu entfalten. Erste Veränderungen spürst du meist nach zwei bis drei Wochen, eine umfassende Verbesserung zeigt sich oft nach circa drei Monaten.

Östrogendominanz – wenn das Gleichgewicht aus dem Lot gerät

Hormonbalance ist eine der wichtigsten Grundlagen für unser Wohlbefinden. Doch was passiert, wenn diese Balance kippt und ein Hormon, in diesem Fall Östrogen, die Oberhand gewinnt? Eine sogenannte Östrogendominanz ist weitverbreitet, oft unterschätzt und kann viele unangenehme Folgen haben – von körperlichen Beschwerden bis hin zu psychischen Belastungen. Doch keine Sorge: Es gibt zahlreiche sanfte und wirkungsvolle Ansätze, um wieder Harmonie in den Hormonhaushalt zu bringen.

Gegenspieler Progesteron

Östrogendominanz bedeutet, dass der Anteil von Östrogen im Körper im Verhältnis zu Progesteron zu hoch ist. Das kann daran liegen, dass tatsächlich zu viel Östrogen vorhanden ist, aber auch daran, dass der Progesteronspiegel zu niedrig ist – oder beides. Dieses Ungleichgewicht wirkt sich auf viele Körpersysteme aus, denn Östrogen und Progesteron sind nicht nur für die Fortpflanzung wichtig, sondern steuern auch andere Prozesse wie den Stoffwechsel, die Knochengesundheit und sogar unsere Stimmung.

Entstehung der Östrogendominanz

Die Ursachen sind vielfältig und reichen von modernen Lebensgewohnheiten bis hin zu natürlichen Prozessen: Unter Stress produziert der Körper vermehrt Cortisol. Da Progesteron als Vorläufer von Cortisol dient, sinkt bei anhaltendem Stress der Progesteronspiegel, während das Östrogen im Verhältnis überwiegt. Dieses Ungleichgewicht kann langfristig zu einer Östrogendominanz führen. Hinzu kommen künstliche Östrogene, denen wir täglich ausgesetzt sind. Diese hormonaktiven Substanzen, auch Xenoöstrogene genannt, befinden sich in Plastikflaschen, Kosmetika, Pestiziden und sogar in unseren Lebensmitteln. Sie imitieren die Wirkung von Östrogen im Körper und können das sensible hormonelle Gleichgewicht erheblich stören. Auch Übergewicht spielt eine wichtige Rolle bei der Entstehung einer Östrogendominanz. Fettgewebe dient nicht nur als Energiespeicher, sondern produziert selbst Östrogen. Je mehr Fettgewebe vorhanden ist, desto höher steigt der Östrogenspiegel, was das Risiko für ein hormonelles Ungleichgewicht weiter erhöht. Die Leber ist entscheidend für den Abbau überschüssigen Östrogens. Wenn die Leber jedoch überlastet ist – etwa durch eine ungesunde Ernährung, Alkohol oder Umweltgifte –, wird weniger Östrogen abgebaut, und es verbleibt ein Überschuss im Körper. Das verstärkt die Problematik zusätzlich. Ein weiterer Faktor ist die hormonelle Verhütung. Mittel wie die Pille können den Östrogenspiegel künstlich erhöhen und das natürliche Gleichgewicht aus der Balance bringen.

Auswirkungen einer Östrogendominanz

Östrogen ist ein wichtiges Wachstums- und Aufbauhormon, das viele Prozesse im Körper reguliert. Doch ein Zuviel dieses Hormons bringt das empfindliche Gleichgewicht durcheinander und kann vielfältige Beschwerden verursachen. Eine der problematischsten Auswirkungen ist das unkontrollierte Zellwachstum. Da Östrogen die Zellteilung anregt, kann ein Überschuss das Risiko für hormonabhängige Erkrankungen wie Brustkrebs, Endometriose oder Myome erhöhen. Auch die Psyche bleibt nicht unberührt. Östrogen beeinflusst Neurotransmitter wie Serotonin und Dopamin, die für die emotionale Stabilität verantwortlich sind. Ein Zuviel davon kann Reizbarkeit, Ängste oder depressive Verstimmungen begünstigen. Viele Frauen erleben diese Symptome in Form von Stimmungsschwankungen, wie sie beim prämenstruellen Syndrom (PMS) auftreten. Auf körperlicher Ebene zeigt sich eine Östrogendominanz häufig durch Wassereinlagerungen. Östrogen bindet Wasser, was zu Schwellungen und einem unangenehmen Gefühl von Aufgeblähtsein führen kann. Gleichzeitig beeinflusst es die Fettverteilung im Körper, insbesondere im Bauch-, Hüft- und Oberschenkelbereich, was häufig zu einer Gewichtszunahme führt. Auch die Menstruation kann betroffen sein.

Ein Ungleichgewicht im Hormonhaushalt äußert sich oft in unregelmäßigen Zyklen, starken Blutungen oder schmerzhaften Krämpfen, die die Lebensqualität erheblich beeinträchtigen können.

Diese vielfältigen Auswirkungen verdeutlichen, wie entscheidend ein ausgeglichenes Verhältnis von Östrogen im Körper ist. Eine bewusste Lebensweise, die auf die Unterstützung des Hormonhaushalts abzielt, kann dazu beitragen, die Symptome einer Östrogendominanz zu lindern und das hormonelle Gleichgewicht wiederherzustellen.

Die Hormone ins Gleichgewicht bringen

Glücklicherweise gibt es viele Ansätze, um die Hormone wieder in Balance zu bringen – von Lebensstiländerungen bis hin zu natürlichen Helfern aus der Pflanzenwelt. Ein ganzheitlicher Ansatz, der Lebensstil, Ernährung und gezielte Unterstützung durch Heilpflanzen und Nahrungsergänzungsmittel kombiniert, kann helfen, den hormonellen Haushalt ins Gleichgewicht zu bringen und die Symptome einer Östrogendominanz zu lindern.

Ein stressarmer Lebensstil ist entscheidend, um die Nebennieren zu entlasten und den Cortisolspiegel zu senken. Praktiken wie Yoga, Meditation, Atemübungen oder regelmäßige Spaziergänge in der Natur wirken beruhigend auf Körper und Geist und unterstützen die hormonelle Balance.

Eine ballaststoffreiche Ernährung fördert die Ausscheidung überschüssigen Östrogens über den Darm und unterstützt die Leber bei der Entgiftung. Besonders hilfreich sind Kreuzblütler-Gemüse wie Brokkoli, Blumenkohl und Rosenkohl, die das natürliche Abbauprodukt DIM (Diindolylmethan) enthalten, das den Östrogenstoffwechsel anregt. Leinsamen binden überschüssiges Östrogen und liefern zudem wertvolle Omega-3-Fettsäuren. Gesunde Fette aus Avocado, Olivenöl und Nüssen fördern die Hormonproduktion und stabilisieren den Stoffwechsel.

Zucker und verarbeitete Lebensmittel sollten möglichst gemieden werden, da sie die Leber belasten und entzündliche Prozesse fördern. Ein gesundes Körpergewicht ist ebenfalls wichtig, da Fettgewebe zusätzlich Östrogen produziert und den Hormonhaushalt weiter belasten kann. Um Xenoöstrogene, hormonaktive Substanzen aus der Umwelt, zu vermeiden, empfiehlt es sich, Glas- statt Plastikbehälter zu verwenden, natürliche Kosmetikprodukte zu wählen und auf biologische Lebensmittel zu setzen.

Auch bestimmte Heilpflanzen können die hormonelle Balance unterstützen, sollten jedoch immer in Absprache mit einer Ärztin oder einem Arzt eingesetzt werden. Mönchspfeffer wirkt regulierend auf den Progesteronspiegel und harmonisiert das hormonelle Gleichgewicht, ideal bei Zyklusstörungen. Mariendistel fördert die Entgiftungsfunktion der Leber und hilft beim Abbau von überschüssigem Östrogen. Schafgarbe wiederum kann Menstruationskrämpfe lösen und den Zyklus regulieren, was sie zu einer wertvollen Unterstützung macht.

Zusätzlich kannst du mit Nahrungsergänzungsmitteln den Hormonhaushalt gezielt stabilisieren. DIM (Diindolylmethan) fördert den Östrogenabbau. Omega-3-Fettsäuren wirken entzündungshemmend und stabilisieren die Hormone, während Magnesium die Leberfunktion unterstützt und das Nervensystem beruhigt. Vitamin B_6 ist ein weiteres essenzielles Element, da es die Progesteronproduktion fördert und bei der Stressbewältigung hilft. Dieser umfassende Ansatz, der auf Lebensstiländerungen, eine nährstoffreiche Ernährung und gezielte Unterstützung durch Heilpflanzen und Nahrungsergänzungsmittel setzt, kann helfen, die hormonelle Balance wiederherzustellen und langfristig für mehr Wohlbefinden zu sorgen.

Eine Östrogendominanz ist glücklicherweise nicht das Ende der Welt, sondern ein Signal des Körpers, dass etwas aus dem Gleichgewicht geraten ist. Mit einer bewussten Lebensweise, gezielter Ernährung und natürlichen Hilfsmitteln kannst du deine Hormone wieder in Balance bringen. So tust du nicht nur deinen Nebennieren, sondern deinem gesamten Körper etwas Gutes – für mehr Energie, Stabilität und Wohlbefinden!

VIEL ERFOLG AUF DEINEM WEG

Das Ende dieses Buches markiert den Beginn eines neuen Kapitels in deinem Leben. Der Weg zu einem gesunden Gleichgewicht deiner Schilddrüse mag herausfordernd sein, doch er ist voller Chancen, dein Wohlbefinden und deine Lebensqualität nachhaltig zu verbessern.

Die Schilddrüse ist ein kleines Organ mit großer Wirkung, und ihre Gesundheit beeinflusst Körper, Geist und Seele. Indem du dich mit den Ursachen und Zusammenhängen von Störungen wie der Schilddrüsenunterfunktion oder Hashimoto auseinandersetzt, machst du den ersten wichtigen Schritt: verstehen und annehmen.

Nun geht es darum, die Erkenntnisse in die Praxis umzusetzen – Schritt für Schritt und ohne Druck. Ob durch bewusste Ernährung, die Unterstützung deiner Nebennieren, das Setzen klarer Grenzen oder das Integrieren wohltuender Rituale in deinen Alltag: Jeder kleine Fortschritt zählt. Es ist dein Tempo, dein Weg.

Denke daran, dass Heilung nicht nur auf der körperlichen Ebene geschieht. Sie beginnt oft mit einem liebevollen Blick auf sich selbst, mit der Entscheidung, den Körper als Partner zu sehen, der Unterstützung verdient. Gib dir die Zeit, die du brauchst, und vertraue darauf, dass sich durch eine kontinuierliche Umsetzung der Empfehlungen die Balance wieder einstellen wird.

Dieses Buch ist ein Leitfaden, kein starrer Plan. Es lädt dich ein, die Methoden auszuprobieren, die zu dir und deinem Leben passen, und die Strategien anzupassen, wo es nötig ist. Und falls dir auf deinem Weg einmal Zweifel oder Fragen begegnen, erinnere dich daran, dass du nicht allein bist. Es gibt Expert*innen, Gleichgesinnte und unterstützende Netzwerke, die dir zur Seite stehen können.

Ich wünsche dir, dass dir die Impulse aus diesem Buch nicht nur helfen, deine Schilddrüse ins Gleichgewicht zu bringen, sondern auch dein Leben ganzheitlich zu bereichern. Mögest du Gesundheit, Energie und Leichtigkeit finden – und das Vertrauen in deine eigene Stärke, diesen Weg weiterzugehen.

Herzlichst
deine Dorothea

ANHANG

QUELLEN

1 Wang, H.; Braun, C.; Murphy, E. F.; Enck, P. (2019): *Bifidobacterium longum 1714™ Strain Modulates Brain Activity of Healthy Volunteers During Social Stress.* The American Journal of Gastroenterology, 114(7); S. 1152–1162. DOI: 10.14309/ajg.0000000000000203

2 Mei, Z. et al. (2024): *Strain-specific gut microbial signatures in type 2 diabetes identified in a cross-cohort analysis of 8,117 metagenomes.* Nature Medicine, 30(8); S. 2265–2276

3 Benvenga, S.; Bartolone, L.; Pappalardo, M. A. et al. (2008): *Altered intestinal absorption of L-thyroxine caused by coffee.* Thyroid, 18(3); S. 293–301. PMID: 18341376 DOI: 10.1089/thy.2007.0222

4 Robert Koch Institut: *Schilddrüsenkrebs.* Zentrum für Krebsregisterdaten. Stand: 14.10.2024, https://www.krebsdaten.de/Krebs/DE/Content/Krebsarten/Schilddruesenkrebs/schilddruesenkrebs_node.html. Abgerufen am 04.04.2025

5 RKI Zentrum für Krebsregisterdaten: *Verteilung der bösartigen Neubildungen der Schilddrüse nach histologischem Typ und Geschlecht, ICD-10 C73, Deutschland 2019–2020.* https://www.krebsdaten.de/Krebs/DE/Content/Krebsarten/Schilddruesenkrebs/schilddruesenkrebs_node.html. Abgerufen am 22.12. 2024

6 Opitz, R.; Trubiroha, A.; Vandernoot, I. et al. (2014): *Annual Meeting of the European Thyroid Association.* European Thyroid Journal, 3 (Suppl 1); S. 73–226

7 Abalovich, M. et al. (2007): *Management of Thyroid Dysfunction during Pregnancy and Postpartum: An Endocrine Society Clinical Practice Guideline.* The Journal of Clinical Endocrinology and Metabolism, 92(8); S. 1–7. PMID: 17948378

8 McLeod, D. S.; Cooper, D. S. (2012): *The incidence and prevalence of thyroid autoimmunity*). Thyroid; S. 1201–1212. DOI: 10.1089/thy.2012.0207 PMID: 23061484

9 Klein, S. L.; Flanagan, K. L. (2016): *Sex differences in immune responses.* Nature Reviews Immunology, 16(10); S. 626–638. https://doi.org/10.1038/nri.2016.90

10 Sanchez, A.; Reeser, J. L.; Lau, H. S et al. (1973): *Role of sugars in human neutrophilic phagocytosis.* The American Journal of Clinical Nutrition, 26(11); S. 1180–1184

11 Suez, J.; Korem, T.; Zeevi, D.; et al. (2014): *Artificial sweeteners induce glucose intolerance by altering the gut microbiota.* Nature, 514(7521); S. 181–186. https://doi.org/10.1038/nature13793

12 Wichman, J.; Winther, K. H.; Bonnema, S. J.; et al. (2016): *Selenium supplementation significantly reduces thyroid autoantibody levels in patients with chronic autoimmune thyroiditis: A systematic review and meta-analysis.* Thyroid, 26(12); S. 1681–1692. https://doi.org/10.1089/thy.2016.0256

13 Gärtner, R.; Gasnier, B. C. H.; Dietrich, J. W., et al. (2002): *Selenium supplementation in patients with autoimmune thyroiditis decreases thyroid peroxidase antibodies concentrations.* The Journal of Clinical Endocrinology & Metabolism, 87(4); S. 1687–1691. https://doi.org/10.1210/jcem.87.4.8421

14 Charoenngam, N.; Holick, M. F. (2020): *Immunologic Effects of Vitamin D on Human Health and Disease.* Nutrients, 12(7); S. 2097. https://doi.org/10.3390/nu12072097

15 Stölting, P. (2017): *Begünstigt Vitamin-D-Mangel endokrine Autoimmunerkrankungen?* ars medici, 7; S. 300–333. https://www.rosenfluh.ch/media/arsmedici/2017/07/Beguenstigt-Vitamin-D-Mangel-endokrine-Autoimmunerkrankungen.pdf

16 Hahn, J. et al. (2021): *Vitamin D and Omega-3 Fatty Acids and the Risk of Autoimmune Disease.* Zeitschrift für Sportmedizin. https://www.zeitschrift-sportmedizin.de/autoimmunerkrankungen-vitamin-d-und-omega-3-fettsaeuren/

17 Youm, Y. H.; Nguyen, K. Y.; Grant, R. W. et al. (2015): *The ketone metabolite β-hydroxybutyrate blocks NLRP3 inflammasome-mediated inflammatory disease.* Nature Medicine, 21(3); S. 263–269. https://doi.org/10.1038/nm.3804

18 Barton, J.; Pretty, J. (2010): *What is the Best Dose of Nature and Green Exercise for Improving Mental Health? A Multi-Study Analysis.* Environmental Science & Technology, 44(10); S. 3947–3955. https://doi.org/10.1021/es903183r

19 Park, B. J.; Tsunetsugu, Y.; Kasetani, T. et al. (2010): *The Physiological Effects of Shinrin-yoku (Taking in the Forest Atmosphere or Forest Bathing): Evidence from Field Experiments in 24 Forests across Japan.* Environmental Health and Preventive Medicine, 15(1); S. 18–26. https://doi.org/10.1007/s12199–009–0086–9

20 Church, D.; Yount, G.; Brooks, A. J. (2012): *The effect of Emotional Freedom Techniques (EFT) on stress biochemistry: A randomized controlled trial.* Journal of Nervous and Mental Disease, 200(10), S. 891–896. https://doi.org/10.1097/NMD.0b013e31826b9fc1

Weitere verwendete und empfehlenswerte Literatur

Aitchison, A.; Edwards, T. S.; Day, A. S. (2025): *Simulated gastrointestinal digestion of milk caseins containing A1 β-casein does not lead to increased production of inflammatory proteins in intestinal epithelial cells in vitro when compared to milk caseins containing A2 β-casein.* Journal of Functional Foods, 125, 106669. https://doi.org/10.1016/j.jff.2024.106669

American Thyroid Association (ATA): *Guidelines for the Diagnosis and Management of Hypothyroidism in Adults*; 2019

Barnes, B. O.: *Hypothyroidism: The Unsuspected Illness.* 2001; Harper & Row

Blum, S.: *The Immune System Recovery Plan: A Doctor's 4-Step Program to Treat Autoimmune Disease.* 2013; Scribner

Blumhagen, V.: *Die Hashimoto-Diät: Wie Sie trotz Ihrer Krankheit schlank und fit werden.* 2019; Gräfe und Unzer Verlag

Blumhagen, V.: *Jeden Tag wurde ich dicker und müder: Mein Leben mit Hashimoto.* 2014; Scherz Verlag

Bowthorpe, J. A.: *Für die Schilddrüse – Gegen den Starrsinn.* 2011; CreateSpace Independent Publishing Platform

Brakebusch, L.; Heufelder, A.: *Leben mit Hashimoto-Thyreoiditis.* 2017; Trias Verlag

Brownstein, D.: *Overcoming Thyroid Disorders.* 2016; Medical Alternatives Press

Caturegli, P.; De Remigis, A.; Rose, N. R. (2014): *Hashimoto thyroiditis: clinical and diagnostic criteria.* Autoimmunity Reviews, 13(4–5); S. 391–397

Chaker, L.; Bianco, A. C.; Jonklaas, J.; Peeters, R. P. (2017): *Hypothyroidism.* The Lancet, 390(10101); S. 1550–1562

Cieślińska, A.; Fiedorowicz, E.; Rozmus, D. et al. (2022): *Does a Little Difference Make a Big Difference? Bovine β-Casein A1 and A2 Variants and Human Health—An Update.* International Journal of Molecular Sciences, 23(24), 15637

Deutsche Gesellschaft für Endokrinologie (DGE): *Leitlinien zur Diagnostik und Therapie von Schilddrüsenerkrankungen*; 2022

Dietlein, M.; Schicha, H. (2004): *Schilddrüsenkarzinom: Nuklearmedizinische Diagnostik und Therapie.* Deutsches Ärzteblatt, 101(41); S. 2746–2752

Doerge, D. R.; Sheehan, D. M. (2002): *Goitrogenic and estrogenic activity of soy isoflavones.* Environmental Health Perspectives, 110(Suppl 3), S. 349–353. https://doi.org/10.1289/ehp.02110s3349 European Thyroid Association (ETA): *Management of Subclinical Hypothyroidism and Hashimoto's Thyroiditis;* 2021

Feldkamp, J. (2019): *L-Thyroxin richtig einsetzen: Dosierung und Therapieüberwachung bei Hypothyreose.* Deutsches Ärzteblatt, 116(12); S. 213–219

Feldkamp, J.: *Gut leben mit Hashimoto: Das ganzheitliche Selbsthilfeprogramm.* 2021; Urban & Fischer

Feldkamp, J.; Führer, D. (2013): *Schilddrüsenfunktionsstörungen: Diagnostik und Therapie.* Deutsches Ärzteblatt, 110(51–52); S. 867–876

Feldkamp, J.; Paschke, R. (2006): *Schilddrüsenknoten und Schilddrüsenkarzinom: Diagnostik und Therapie.* Deutsches Ärzteblatt, 103(51–52); S. 3436–3443

Frosh, A.; Cruz, C.; Wellsted, D. et al. (2019): *Effect of a dairy diet on nasopharyngeal mucus secretion.* The Laryngoscope, 129(1), S. 13–17. https://doi.org/10.1002/lary.27287

Ganmaa, D.; Sato, A. (2005): *The possible role of female sex hormones in milk from pregnant cows in the development of breast, ovarian and corpus uteri cancers.* Medical Hypotheses, 65(6), S. 1028–1037. https://doi.org/10.1016/j.mehy.2005.06.026

Gärtner, R.; Führer, D. (2008): *Autoimmunthyreopathien: Diagnostik und Therapie.* Deutsches Ärzteblatt, 105(14); S. 246–255

Gronegger, I.: *Schilddrüsen-Unterfunktion, Hashimoto und Hormone: Der Schritt-für-Schritt-Ratgeber zur besseren Behandlung.* 2020; CreateSpace Independent Publishing Platform

Hadjivassiliou, M.; Sanders, D. S.; Grünewald et al. (2010): *Gluten sensitivity: from gut to brain.* The Lancet Neurology, 9(3), 318–330. https://doi.org/10.1016/S1474-4422(09)70290-X

Haferbeck, A.; Wormer, E. J.: *Die Schilddrüse: Verstehen und behandeln – mit Hausmitteln, Ernährung und Mikronährstoffen.* 2019; Mankau Verlag

Kharrazian, D.: *Schilddrüsenunterfunktion und Hashimoto anders behandeln.* 2013; Systemed Verlag

Kyle, E.: *The Hashimoto's AIP Cookbook: Easy Recipes for Thyroid Healing on the Paleo Autoimmune Protocol.* 2020; Rockridge Press

Lerner, A.; Benzvi, C.; Vojdani, A. (2024): *Gluten is a Proinflammatory Inducer of Autoimmunity.* Journal of Translational Gastroenterology, 2(2), 109–124. https://doi.org/10.14218/JTG.2023.00060 Liu, Y.; Zhao, H.; Liu, Z. et al. (2023): *Effects of Selenium Supplementation on Hashimoto's Thyroiditis: A Systematic Review and Meta-Analysis of Randomized Controlled Trials.* Thyroid, 33(3), S. 242–250. https://doi.org/10.1089/thy.2022.0457 Lutz, K.: *Die Hashimoto-Diät: Gesund leben trotz Schilddrüsenerkrankung.* 2018; riva Verlag

McLeod, D. S. A.; Cooper, D. S. (2012): *The incidence and prevalence of thyroid autoimmunity.* Endocrine, 42(2); S. 252–265

Petnehazy, E.; Buchinger, W. (2019): *Hashimoto-Thyreoiditis: Therapeutische Optionen und extrathyreoidale Assoziationen – ein aktueller Überblick.* Wiener Medizinische Wochenschrift, 170(1–2); S. 26–34

Rieger, B.: *Hashimoto Healing: Die ganzheitliche Behandlung der Hashimoto-Thyreoiditis.* 2017; Herbig Verlag

Rieger, B.: *Hashimoto-Thyreoiditis richtig behandeln.* 2015; Herbig Verlag

Rolfsmeier, N.: *Besser leben mit Hashimoto-Thyreoiditis: 100 Tipps aus Naturheilkunde und Alternativmedizin.* 2017; Humboldt Verlag

Sathi, G. A.; Halim, M. A. (2018): *The Effect of Phytoestrogen on Thyroid in Subclinical Hypothyroidism: A Randomized Controlled Study.* Frontiers in Endocrinology, 9, 531. https://doi.org/10.3389/fendo.2018.00531

Shomon, M.: *Living Well with Hypothyroidism: What Your Doctor Doesn't Tell You ... That You Need to Know.* 2009; Harper Perennial

Vojdani, A.; Vojdani, E. (2020): *Interaction between food antigens and the immune system: Association with autoimmune diseases.* Physiology & Behavior, S. 220

Wang, J.; Zhang, X. (2022): *Global prevalence and epidemiological trends of Hashimoto's thyroiditis in the general population.* Frontiers in Public Health, 10, 1020709

Wang, L.; Li, W.; Xin, S. et al. (2023): *Soybean glycinin and β-conglycinin damage the intestinal barrier by triggering oxidative stress and inflammatory response in weaned piglets.* European Journal of Nutrition, 62, S. 2841–2854. https://doi.org/10.1007/s00394–023–03188–8

Weber, B.: *Das Hashimoto-Selbsthilfeprogramm.* 2018; Springer

Weetman, A. P. (2020): *An update on the pathogenesis of Hashimoto's thyroiditis.* Journal of Endocrinological Investigation, 43(5); S. 1–7

Wentz, I.: *Hashimoto's Protocol: A 90-Day Plan for Reversing Thyroid Symptoms and Getting Your Life Back.* 2017; HarperOne

Wentz, I.: *Hashimoto's Thyroiditis: Lifestyle Interventions for Finding and Treating the Root Cause.* 2014; HarperOne

Wolf, R.: *The Autoimmune Solution: Prevent and Reverse the Full Spectrum of Inflammatory Symptoms and Diseases.* 2017; HarperOne

Wormer, E. J.: *Hashimoto. Kompakt-Ratgeber.* 2016; Mankau Verlag

Yan, J.; Pan, Z.; Xu, S. et al. (2024): *Soybean agglutinin alters the gut microbiota and promotes inflammation in lupus-prone mice.* Journal of Nutritional Biochemistry, 117, 109409. https://doi.org/10.1016/j.jnutbio.2024.109409

Yan, M.; Wu, H.; Zhang, K. et al. (2024): *Analysis of the correlation between Hashimoto's thyroiditis and food intolerance.* Frontiers in Nutrition, 11, 1452371. https://doi.org/10.3389/fnut.2024.1452371

Zhang, L.; Li, Y.; Yang, L. et al. (2024): *Inverse association between serum iron levels and Hashimoto's thyroiditis in United States females of reproductive age: analysis of the NHANES 2007–2012.* Frontiers in Nutrition, 11, 1410538. https://doi.org/10.3389/fnut.2024.1410538

SACHREGISTER

BILDNACHWEIS

Seite 1 und 3: AdobeStock/darknightsky
Seite 12: Shutterstock/peterschreiber.media
Seite 14: Shutterstock/Inna Kharlamova; EstetStudio (»Körpertemperatur«); Maman Suryaman (»Körpergewicht
Seite 24: Shutterstock/fizkes
Seite 32: Shutterstock/gritsalak karalak
Seite 39: Shutterstock/Yusia13
Seite 42: Shutterstock/Kmpzzz
Seite 47: Shutterstock/New Africa
Seite 50: Shutterstock/amenic181
Seite 53: Shutterstock/Goskova Tatiana
Seite 56: Shutterstock/Designua
Seite 64: Shutterstock/Love Silhouette
Seite 66: Shutterstock/H_Ko
Seite 86: Shutterstock/Alexander_P
Seite 92, 180 (links und rechts): Shutterstock/LightField Studios
Seite 94: Shutterstock/Branislav Nenin
Seite 166: Shutterstock/Inside Creative House
Seite 176: Shutterstock/Olenaduygu
Seite 188: Shutterstock/Elizaveta Galitckaia
Seite 198: Shutterstock/Light Stock
Seite 219: privat

EMPFEHLUNG DER AUTORIN

Und wenn du diesen Weg nicht ganz allein gehen möchtest, habe ich noch etwas für dich: das HashiMotion®-Programm: Dies ist ein Plan für mehr Balance, Energie und Lebensfreude. Hashimoto kann sehr belastend sein. Die Schwankungen der Symptome, die Unsicherheit bei Laborwerten, die Frage nach der richtigen Medikation – all das fühlt sich oft wie ein unüberwindbarer Berg an. Genau hier setzt das HashiMotion®-Programm an. Wir begleiten Betroffene ganzheitlich, individuell und persönlich auf ihrem Weg zu mehr Gesundheit und Wohlbefinden. In diesem einzigartigen, ärztlich geführten 3-Monate-Programm kümmern wir uns um alle wichtigen Schritte, um die Schilddrüse und dein gesamtes Körpersystem wieder in Balance bringen.

Eine inspirierende Community an deiner Seite: Teil des HashiMotion®-Programms ist auch der Austausch in einer wertschätzenden und inspirierenden Community. Hier triffst du Gleichgesinnte, die deine Herausforderungen kennen und dich für deine Erfolge feiern. In einem geschützten Raum kannst du Fragen stellen, Meilensteine teilen und dich von anderen Teilnehmer*innen motivieren und inspirieren lassen. Gemeinsam geht vieles leichter – und die HashiMotion®-Bewegung ist das beste Beispiel dafür!

Werde Teil der HashiMotion®-Bewegung: Das Programm ist mehr als nur eine Gesundheitsreise – es ist eine Gemeinschaft, die sich gegenseitig stärkt und inspiriert. Unser Ziel ist es, dir alle Werkzeuge und das Wissen an die Hand zu geben, die du brauchst, um deine Hashimoto-Erkrankung aktiv anzugehen und wieder mehr Energie, Lebensfreude und Leichtigkeit in deinen Alltag zu bringen.

Stell dir vor, wie es sich anfühlt, wenn:

- sich deine Symptome spürbar verbessern.
- du eine klare Richtung hast, wohin deine Gesundheitsreise geht.
- du Teil einer Gemeinschaft bist, die dich auf jedem Schritt unterstützt.
- die Pfunde fast wie von selbst purzeln und sich ein Gefühl von Leichtigkeit einstellt
- du endlich verstehst, was dein Körper braucht und du ihm genau das gibst

HashiMotion® ist dein Weg zu einem neuen Lebensgefühl: Gemeinsam bringen wir deine Gesundheit wieder ins Gleichgewicht – Schritt für Schritt, mit Herz, Verstand und voller persönlicher Begleitung. Komm mit! Deine Reise beginnt jetzt!

DANK

Mein tiefer Dank gilt meiner Familie, die mein stärkstes Fundament und meine größte Inspiration ist. Mein lieber Mann Martin: Du bist mein Fels, meine Konstante in jedem Sturm und der beste Partner, den ich mir an meiner Seite wünschen könnte. Danke, dass du mich stets unterstützt, mich auffängst und mich immer daran erinnerst, an mich selbst zu glauben.

Unsere vier wunderbaren Mädchen – ihr seid die große Freude meines Lebens. Eure Neugier, eure Stärke und eure unendliche Liebe erfüllen mein Herz jeden Tag aufs Neue. Ihr zeigt mir, was wirklich wichtig ist, und gebt mir den Mut, immer wieder Neues zu wagen.

Danken möchte ich außerdem meinem Vater, einem beeindruckenden Arzt mit großen Visionen, der immer weiter gesehen hat als die meisten anderen seiner Zeit. Seine Fähigkeit, Menschen ganzheitlich zu betrachten, hat meinen Blick auf die Medizin und das Leben geprägt. Seine warmherzige Art trage ich mein Leben lang mit mir.

Und meiner fantastischen Mutter, der stärksten, wunderbarsten, liebevollsten und inspirierendsten Frau, die diesen Planeten jemals betreten hat und die mit ihrer unerschütterlichen Liebe, Stärke und Weisheit die leuchtende Sonne in meinem Leben war. Danke, Mama!

Mein Dank gilt auch meinen Freund*innen und meinem fantastischen Team, die mit so viel Geduld, Humor und Tatkraft an meiner Seite stehen. Ihr tragt nicht nur meine Ideen, sondern auch meine chaotischen Momente mit – und macht aus jedem Tag etwas Besonderes.

Ein großes Dankeschön außerdem an die vielen Ärztinnen, Ärzte, Vorreiter*innen und Expert*innen, deren bahnbrechendes Wissen und Engagement die Grundlage für dieses Buch bilden. Ihr macht die Welt und die Medizin jeden Tag ein Stück besser.

Ebenso danke ich meinen Patient*innen und Mentees, die mir gezeigt haben, wie viel Kraft, Weisheit und Menschlichkeit in jedem und jeder Einzelnen steckt und dass wir Ärztinnen und Ärzte jedem Leben mit der größten Demut begegnen dürfen. Danke! Ihr habt mich mehr gelehrt, als viele Lehrbücher es jemals könnten.

Und schließlich: danke an dich. Dass du dieses Buch in die Hand genommen hast, zeigt, dass du bereit bist, dich selbst zu stärken und für deine Gesundheit einzustehen. Du bist der wichtigste Teil dieser Reise, und es ist mir eine Ehre, dich ein Stück weit begleiten zu dürfen.

ÜBER DIE AUTORIN

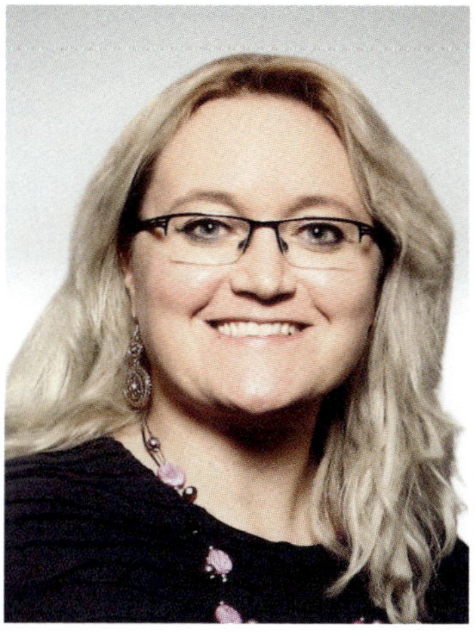

Dr. Dorothea Leinung war nach ihrem Medizinstudium zunächst als Oberärztin, Notärztin und Notaufnahmeleiterin tätig. Zudem bildete sie Studierende und Pflegende aus. Um noch näher an und mit ihren Patient*innen arbeiten zu können, bildete sie sich immer weiter und machte sich schließlich selbstständig. Nun konzipiert sie eigene Programme, um vor allem Menschen mit Schilddrüsenerkrankungen zu helfen. Ihr Schwerpunkt liegt dabei vor allem auf Frauen mit Hashimoto. Auch über Social Media informiert sie ihre Community und versorgt sie mit Tipps und Rat.

Weitere Informationen über Dorothea Leinung erhältst du auf ihrer Website: dorothealeinung.com

Hier und unter dem QR-Code findest du auch den erwähnten Schilddrüsenrechner: m-vg.de/link/schilddruese_01

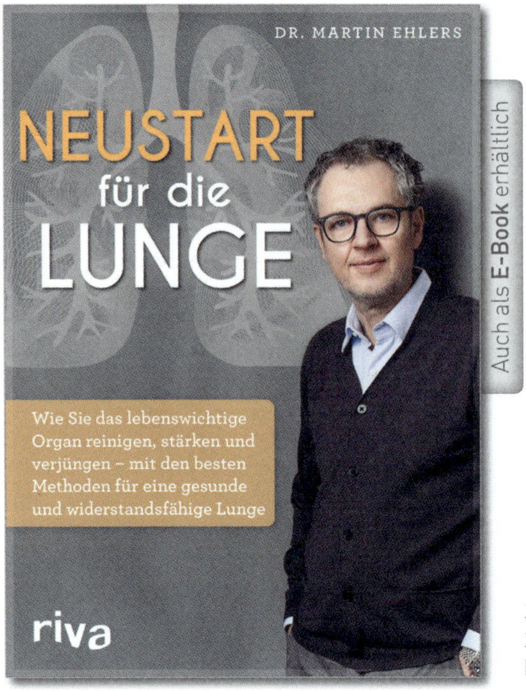

224 Seiten
20,00 € (D) | 20,60 € (A)
ISBN 978-3-7423-1906-7

Dr. Martin Ehlers

Neustart für die Lunge

Wie Sie das lebenswichtige Organ reinigen, stärken und verjüngen – mit den besten Methoden für eine gesunde und widerstandsfähige Lunge

Nicht nur Menschen mit Lungen- oder Atemwegsbeschwerden müssen sich um ihre Lunge kümmern – jeder sollte das lebenswichtige Organ pflegen. Ist das Lungengewebe erst einmal verschmutzt oder beschädigt, kann es nicht mehr optimal arbeiten und andere Organe wie Herz, Darm und Gehirn leiden darunter. Der Pneumologe Dr. Martin Ehlers stellt effektive Methoden vor, mit denen die Lunge gereinigt und gestärkt werden kann. Er erklärt, wie mit der richtigen Ernährung und Maßnahmen wie Saunagängen oder Dehn- und Kraftübungen die Abtragung von Giftstoffen aktiviert, das Altern der Lunge verlangsamt und die Körperhaltung verbessert werden kann. Durch diese und weitere einfach umsetzbare Anwendungen kann man die Lunge wieder stärken und so die eigene Gesundheit optimal schützen.

riva

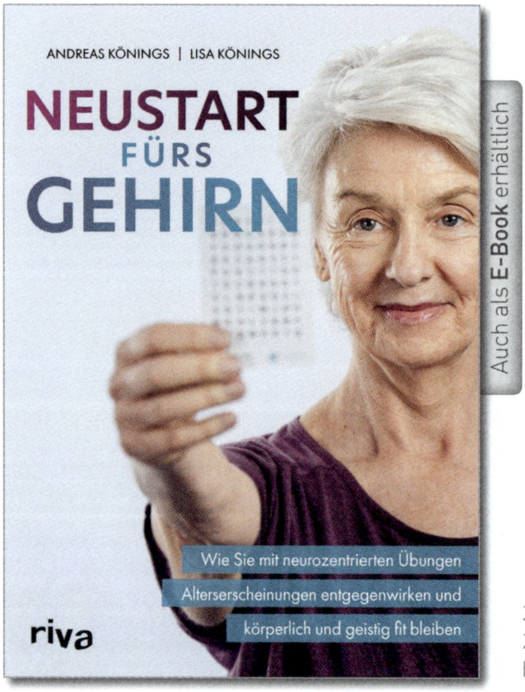

224 Seiten
20,00 € (D) | 20,60 € (A)
ISBN 978-3-7423-2770-3

Andreas Könings
Lisa Könings

Neustart fürs Gehirn

Wie Sie mit neurozentrierten Übungen Alterserscheinungen entgegenwirken und körperlich und geistig fit bleiben

Im Alter noch gut sehen, hören, riechen, sich schmerzfrei bewegen und geistig fit bleiben – neurozentriertes Training hilft dabei, ein selbstbestimmtes Leben möglichst lange zu erhalten. Die beiden Neuroathletiktrainer Lisa und Andreas Könings zeigen, wie sich altersbedingte Einschränkungen wie Gleichgewichtsprobleme, Koordinationsstörungen, Muskelschwäche, Arthrose, Demenz oder Sinnesverluste wirksam vorbeugen lassen. Sie erklären anschaulich, wie Muskeln, Nerven und Gehirn zusammenarbeiten und welche Rolle die Energieversorgung und neuronale Strukturen dabei spielen. Mit speziell entwickelten Übungen für Menschen ab 65 und ergänzenden Ernährungstipps wird das Gehirn aktiviert, die Leistungsfähigkeit aufrechterhalten, die Beweglichkeit gefördert und die Lebensqualität gestärkt.

riva